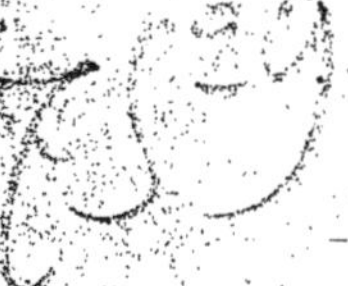

CALCULS
DE L'URÈTHRE

ET DES RÉGIONS CIRCONVOISINES

CHEZ L'HOMME ET CHEZ LA FEMME

PAR

LE DR BOURDILLAT

Ancien interne des hôpitaux de Paris

Avec 32 planches et figures dans le texte

Dessinées par MM. LACKERBAUER et LALUYER

PARIS

VICTOR MASSON ET FILS

PLACE DE L'ÉCOLE-DE-MÉDECINE

1869

CALCULS

DE L'URÈTHRE

ET DES RÉGIONS CIRCONVOISINES

CHEZ L'HOMME ET CHEZ LA FEMME

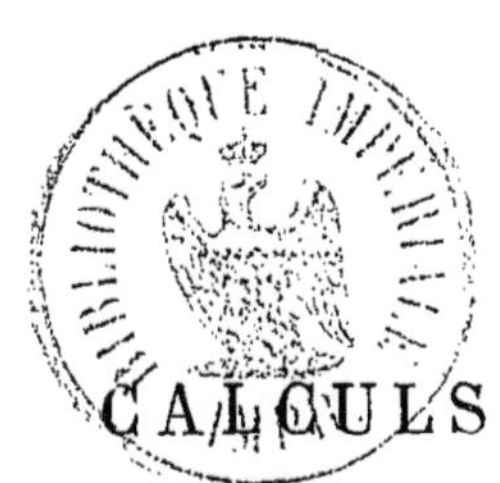

OUVRAGES DU MÊME AUTEUR

~~~~~~~~~

</div>

Observations pour servir à l'histoire des corps étrangers dans les voies aériennes. Prix............... 50 c.

Statistiques pour servir à l'histoire de la trachéotomie dans le croup. Prix.............................. 50 c.

Fibrômes calcifiés du sinus maxillaire. Prix.... 50 c.

De l'Anesthésie locale, par MM. Betbèze et Bourdillat. Prix.. 50 c.

PARIS. — IMPRIMÉ CHEZ A. PILLET FILS AINÉ, 5, RUE DES GRANDS-AUGUSTINS.
~~~~~~~~~

CALCULS
DE L'URÈTHRE

ET DES RÉGIONS CIRCONVOISINES

CHEZ L'HOMME ET CHEZ LA FEMME

PAR

LE DR BOURDILLAT

Ancien interne des hôpitaux de Paris

Avec 32 planches et figures dans le texte

Dessinées par MM. LACKERBAUER et LALUYER

PARIS

VICTOR MASSON ET FILS

PLACE DE L'ÉCOLE-DE-MÉDECINE

1869

CALCULS

DANS L'URÈTHRE

CHEZ L'HOMME

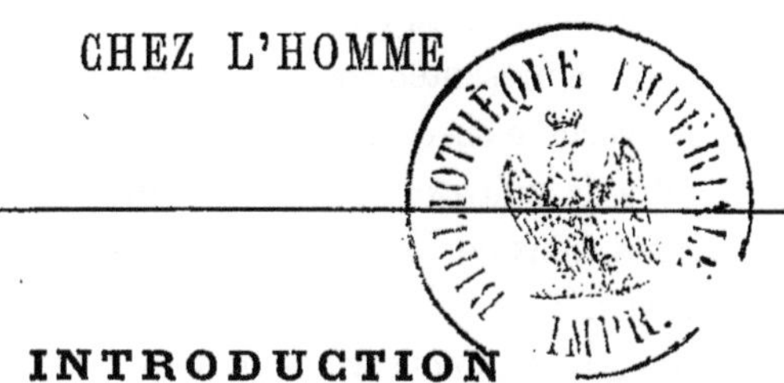

INTRODUCTION

Les calculs de l'urèthre et des régions circonvoisines forment un des chapitres les plus intéressants et cependant les moins étudiés de la pathologie des voies urinaires. L'importance d'un pareil sujet n'a pas besoin d'être longuement démontrée. Elle ressort suffisamment de la gravité des accidents auxquels ces calculs peuvent donner lieu et de la nécessité d'y remédier promptement. Le mode particulier de leur développement, la variété de leurs symptômes, enfin la multiplicité même des moyens chirurgicaux à leur opposer sont encore autant de points qui ajoutent à l'intérêt de leur histoire.

Jusqu'à notre époque, par une exception que l'on ne comprend guère, car c'est une maladie qui est loin d'être rare, les calculs de l'urèthre ont attiré assez peu l'attention des pathologistes. Cette espèce d'oubli a surtout lieu d'étonner quand on voit jusqu'à quelles limites les chirurgiens du siècle dernier ont porté l'étude des calculs d'un organe voisin, de la vessie. Il faut excepter cependant les travaux de Louis, de Chopart, de Deschamps, et plus tard de Civiale, qui ont abordé successivement bien des points de leur histoire. Mais ces études, intéressantes d'ailleurs, se trouvent mélangées à d'autres sujets. Il leur manque cet examen d'ensemble qui embrasse tous les points d'une maladie, en montre tous les aspects et en donne une idée générale. Puis les faits sur lesquels ils se sont appuyés sont déjà anciens, et ne présentent pas toujours, de leur avis même, toute la sévérité d'observation désirable. Il y a donc intérêt à reprendre de nouveau cette étude, en y ajoutant les faits plus récents, ceux en particulier qui se sont produits depuis quarante ans.

Sous le titre que nous avons adopté, nous avons compris et les pierres contenues dans l'urèthre et celles qui, sous l'influence d'une solution de continuité du canal, se développent dans les régions qu'il traverse, telles que les pierres des trajets fistuleux du périnée, du scrotum et du pénis, enfin les pierres vaginales, qui sont leurs analogues chez la femme. Ces calculs extra-uréthraux paraissent d'abord des produits bien distincts des premiers ; mais la rupture actuelle ou antérieure du canal, qui est indispensable à leur formation, les rattache d'une façon naturelle aux calculs uréthraux proprement dits, dont l'étude gagne d'ailleurs, au point de vue du diagnostic et du traitement, à être faite d'une façon parallèle.

Pour la facilité de l'étude, nous examinerons dans des chapitres distincts, chez l'homme et chez la femme, les calculs contenus dans le canal, puis ceux placés en dehors de lui. Nous consacrerons un chapitre aux calculs consécutifs à la lithotritie et un autre aux concrétions prostatiques qui ne sont point des calculs de l'urèthre, mais qui en constituent parfois les noyaux et dans plus d'une circonstance en simulent les symptômes.

Physiologie pathologique.

Voyons d'abord comment naissent et s'accroissent les calculs de l'urèthre, quelles sont les conditions physiologiques et pathologiques qui favorisent leur développement, enfin quel est dans certains cas particuliers leur mode naturel de terminaison.

Dans le cas le plus simple un gravier venu de la vessie s'engage dans le canal et chemine vers le méat. Parvenu à un certain point de sa course, il rencontre un obstacle et il est arrêté. Cet arrêt peut n'être que momentané, et le gravier être balayé plus tard par le flot de l'urine. Mais s'il n'en est rien, si, sous l'influence de son volume, de sa forme ou de l'état des parties, son séjour se prolonge, le gravier va subir un ensemble de transformations propres aux corps retenus dans le canal de l'urèthre, consistant en une accumulation à sa surface de dépôts calcaires qui en altéreront la forme et en augmenteront le volume ; puis à son tour il déterminera une série d'accidents locaux et généraux, en irritant les tissus voisins, en apportant des entraves à la miction, et la maladie sera constituée. Ces accidents qui pourront se produire dès le début ou plus tard seulement, varieront nécessairement selon les dimensions du calcul, selon sa position dans le conduit, selon la dilatabilité de la région, enfin selon la forme que le calcul lui-même revêtira dans son développement ultérieur.

Si le calcul est volumineux, s'il est placé derrière une partie rétrécie, si la muqueuse forme autour de lui un bourrelet qui s'avance dans le canal, l'entrave qu'il apportera à l'expulsion de l'urine pourra rendre sa présence fort dangereuse et devenir le point de départ d'accidents inflammatoires ou urémiques de la forme la plus grave. Il en sera tout autrement si le calcul occupe une portion renflée du canal, s'il est niché dans une cellule uréthrale, ou s'il se trouve dans un endroit dilatable, tel que la portion membraneuse. Sa présence pourra ne se traduire que par des symptômes locaux de peu d'intensité, ou même restera complétement latente.

La forme et la direction que prennent les calculs dans leur développement influe aussi beaucoup sur l'intensité des accidents. Ainsi il est des calculs qui, à mesure de leur accroissement, dilatent la portion de l'urèthre à laquelle ils correspondent, repoussent lentement les tissus, se créent pour ainsi dire une cellule sur les côtés du canal et rendent à peu près insensible, au moins pour un temps, le fait de leur augmentation de volume. Il en est d'autres qui se creusent sur une de leurs faces d'une gouttière pour le passage de l'urine, ce qui atténue aussi considérablement les troubles fonctionnels et explique l'espèce d'innocuité de certains d'entre eux, malgré leur volume énorme.

Généralement les calculs s'accroissent dans le sens de la direction du canal, ce qui leur donne une forme plus ou moins allongée. Quelques-uns cependant, et cette disposition est surtout commune à la région prostatique, présentent des espèces d'étranglements tenant à la résistance des tissus qui entourent le canal et qui n'a pas permis aux dépôts calcaires de se faire également partout. Nous verrons plus loin que cette influence de la région joue un rôle prépondérant sur la forme des calculs de l'urèthre et que les variétés qu'on y observe doivent surtout s'expliquer par là.

La marche des calculs de l'urèthre est en outre subordonnée à une foule de conditions générales et locales, telles que la composition chimique de l'urine, son contact plus ou moins prolongé avec le corps étranger, l'étendue de l'ouverture de communication si le calcul est contenu dans une poche uréthrale, enfin la tolérance même des tissus en contact. En effet, il arrive parfois que les parois de l'urèthre, longtemps passives, s'irritent et éprouvent une poussée inflammatoire d'autant plus vive qu'elles ont été plus longtemps distendues. L'inflammation s'étend aux tissus voisins, un abcès se forme qui s'ouvre à la fois du côté de l'urèthre et vers l'extérieur, et le calcul est éliminé par cette voie artificielle. Cette expulsion n'est point toujours immédiate. Il arrive quelquefois que le calcul subit un temps d'arrêt dans les tissus, surtout si ces derniers présentent une grande épaisseur comme au périnée. Mais l'infiltration urineuse qui survient ne tarde pas à y produire la gangrène et à compléter la destruction des tissus dans une étendue le plus souvent plus que suffisante à l'issue du corps étranger. On a vu les calculs, au lieu d'être expulsés à l'extérieur, se diriger vers un organe voisin, par exemple vers le rectum, et s'éliminer par cette voie. Mais ce sont là des cas très-exceptionnels.

D'après ce que nous avons dit plus haut, on comprend que tous les rétrécissements du canal, qu'ils soient physiologiques ou qu'ils tiennent à une altération morbide des parois, seront autant de causes prédisposantes à la formation de ces calculs. C'est, en effet, ce que l'observation confirme. Leur siége d'élection est à la portion membraneuse, derrière le renflement bulbaire et dans la fosse naviculaire en arrière du méat. Or, l'on sait que le collet du bulbe et l'orifice du méat sont les deux points les moins dilatables du canal. La longueur de l'urèthre et les flexuosités qu'il décrit sont également autant de conditions favorables qui expliquent la prédominance de la maladie chez l'homme.

Toujours dans l'ordre physiologique, l'enfance expose aux calculs de l'urèthre. Cette prédisposition tient à la conformation particulière de la prostate à cet âge. Le peu de développement qu'elle possède ne lui permet pas, comme chez l'adulte et le vieillard, de former autour du col de la vessie une sorte d'anneau constricteur qui en rétrécit plus ou moins le calibre. Il en résulte une dilatabilité beaucoup plus grande du col, et comme conséquence l'engagement de calculs plus volumineux, et moins susceptibles de parvenir sans encombre jusqu'à l'extérieur.

La vieillesse partage aussi ce fâcheux privilége, mais pour d'autres raisons. Cela tient à l'existence plus fréquente de la diathèse urique et des maladies des voies urinaires, des rétrécissements en particulier.

Les dilatations spontanées des parois de l'urèthre, si fréquentes à la portion membraneuse, favorisent aussi la genèse des calculs, soit qu'ils s'y développent directement, soit qu'ils reconnaissent pour noyau un gravier qui s'y est engagé et qui est devenu un centre d'attraction pour des dépôts ultérieurs. Là, en effet, plus de chances pour que le corps étranger soit entraîné à l'extérieur. Il est presque fatalement condamné à croître et à se développer par l'adjonction de nouvelles couches phosphatiques, jusqu'à ce que l'art ou la nature lui aient créé une voie artificielle vers l'extérieur. Les abcès urineux, qui simulent dans certains cas les dilatations uréthrales, agissent de la même façon. Mais les calculs qu'on y trouve étant extra-uréthraux, ne doivent pas nous occuper ici.

Les sinus de Morgagni déterminent aussi l'arrêt des calculs. M. Doquin a extrait par l'uréthrotomie un petit calcul fixé dans un de ces sinus (*Journ. des Connaiss. méd.-chir.*, 1841). M. Cruveilhier considère la chose comme assez fréquente.

Jusqu'ici nous avons examiné uniquement le mode de formation des calculs de l'urèthre autour d'un noyau venu de la vessie. Mais il ne faudrait pas croire que ce soit là une condition indispensable à leur existence. Il est des calculs qui se forment spontanément et de toutes pièces par la précipitation des sels de l'urine séjournant derrière un obstacle ou au fond d'un cul-de-sac. Ce liquide obéit alors à cette loi générale qui fait que, toutes les fois qu'il devient stagnant dans un point de l'économie, il se décompose et ses sels se précipitent. Il n'est pas de praticien un peu répandu qui n'ait senti derrière certains rétrécissements des concrétions phosphatiques plus ou moins adhérentes. Or, ces concrétions deviennent parfois l'origine de véritables calculs, dans lesquels il est impossible de distinguer un noyau, à cause de l'homogénéité du produit.

Les corps étrangers venus du dehors peuvent également devenir les noyaux de calculs de l'urèthre. C'est un fait d'observation journalière que les sondes maintenues un certain nombre de jours dans le canal s'y recouvrent de concrétions phosphatiques d'autant plus épaisses que la sonde est demeurée plus longtemps, et que l'urine est plus riche en matière lithique. Or, si l'on suppose un corps étranger longtemps fixé dans le canal, il se recouvrira d'une couche calcaire assez abondante pour englober complétement le noyau primitif et donner naissance à un véritable calcul, dont la marche ne différera en rien d'un autre produit de même nature reconnaissant une origine différente. Chopart cite l'exemple d'un homme qui s'était introduit dans l'urèthre un sarment de vigne, ayant trois pouces de long et huit lignes

de circonférence et que l'on retira incrusté de matière calculeuse (*Traité des maladies des voies urinaires*, t. II,
p. 118). Liston a vu un calcul qui s'était formé dans l'urèthre
autour d'un anneau de cuivre (*The Edimb. med. and surg.
Journ.*, t. XIX, p. 57). Beverwyck rapporte qu'un enfant
'étant introduit une tige de renouée dans l'urèthre, il se
forma un calcul à l'extrémité de chaque branche (*De calculo*,
p. 71). Enfin, on trouve dans le *Recueil de la Société de
médecine de Paris*, t. VIII, p. 216, l'histoire d'un invalide
qui s'introduisit par bravade dans l'urèthre une aiguille de
matelassier ; trois mois après, il fallut la lui retirer par une
incision au périnée où elle apparaissait ; elle était couverte
d'une concrétion friable, très-poreuse, du volume d'une
amande, qui s'était creusée une poche dans l'urèthre.

Les concrétions prostatiques, tombées dans le canal, constituent elles aussi de véritables corps étrangers, qui deviennent les noyaux d'autant de calculs. Pour jouer ce rôle, il
n'est même pas nécessaire qu'elles aient abandonné les conduits prostatiques. Il suffit qu'elles forment dans le canal
une saillie à laquelle les sels calcaires puissent s'attacher.
Les concrétions des conduits éjaculateurs agissent exactement de la même manière.

Les calculs du prépuce envoient quelquefois dans le
canal des prolongements qui l'obstruent plus ou moins
complétement, et rattachent directement l'étude de ces
produits à celle des calculs uréthraux. M. Duméril cite
l'exemple d'un cocher, âgé de vingt ans, qui avait à
la verge une tumeur énorme formée entre le prépuce
et le gland, se prolongeant jusque dans l'urèthre et
produisant une incontinence d'urine (*Revue médicale*,
1831, p. 306). M. Deneux a vu également sur un enfant de
cinq ans un calcul qui recouvrait le gland, s'insinuait dans

le canal de l'urèthre et s'opposait à l'entrée de la sonde. Il fut extrait par une incision faite sur le prépuce (*Ibid.*).

Les calculs de la vessie se développent aussi, mais beaucoup plus fréquemment du côté de l'urèthre, et envoient des prolongements dans le canal. Ces calculs vésico-uréthraux constituent même un des chapitres les plus importants du sujet, tant à cause des difficultés que l'on rencontre dans leur diagnostie que des entraves qu'ils apportent au traitement. C'est ainsi que nous verrons plus loin des chirurgiens d'un grand mérite, après avoir pratiqué la taille sus-pubienne pour des calculs de ce genre méconnus, ne pouvoir en faire l'extraction par cette voie et être réduits à recourir séance tenante à la taille périnéale ou à la taille rectale.

Les calculs que l'on trouve ainsi avec des prolongements à la fois dans l'urèthre et dans la vessie n'ont pas toujours suivi d'ailleurs le mode de développement que nous venons de supposer. Un certain nombre d'entre eux ont eu leur point de départ dans la région prostatique ou dans la région membraneuse, et de là se sont étendus dans la vessie. Cette distinction importante, niée par Lenoir, n'est plus douteuse aujourd'hui et elle est appuyée sur un nombre de faits considérable. Vidal (de Cassis), qui avait établi la distinction des calculs vésico-prostatiques et des calculs prostato-vésicaux, avait donc raison. Seulement, comme la vérité absolue n'est guère de ce monde, il avait commis une erreur dans l'étude des caractères propres à distinguer ces deux ordres de calculs. Pour lui, tout calcul dont la portion vésicale l'emportait en volume était un calcul qui avait eu son point de départ dans la vessie et réciproquement. Mais l'accroissement des calculs est subordonné à une foule de conditions qui altèrent la marche des phénomènes, modifient le rapport initial des volumes et doivent faire apporter des restrictions à une interprétation qui de prime abord semblait en accord parfait avec la meilleure logique. Telle est en particulier la résistance opposée par les tissus à la libre extension des calculs, résistance très-marquée au niveau de la prostate et que l'on retrouve à peine dans la vessie, ce qui permet, par exemple, à la partie qui proémine dans ce dernier organe, de se développer beaucoup plus vite que celle qui est incluse dans l'urèthre. Il en résultera donc qu'après un certain temps un calcul prostato-vésical pourra avoir un renflement vésical beaucoup plus prononcé que son renflement prostatique. Nous en donnons plus loin un exemple remarquable avec figure (p. 98).

Pour le classement de ces calculs mixtes, c'est avant tout le siége du noyau qui devrait faire loi. Mais dans la pratique cette distinction est impossible. Pour la nomenclature, il est préférable d'accepter un nom tiré des régions extrêmes occupées par le calcul. C'est ainsi que nous proposerons de donner le nom de calculs vésico-bulbeux aux calculs qui s'étendent de la région bulbeuse inclusivement à la cavité même de la vessie ; et ainsi des autres. Jusqu'ici on a désigné ces calculs mixtes par des noms tirés de toutes les régions qu'ils traversaient : mais on comprend qu'il y a là une source de cacophonie qu'il faut éviter et que l'abréviation que nous proposons fait disparaître.

La marche naturelle des calculs de l'urèthre n'est point toujours identique. Tantôt après avoir subi un temps d'arrêt dans un point du canal ils descendent et élisent, pour ainsi dire, domicile dans une partie plus éloignée ; tantôt ils arrivent à franchir le canal qu'ils n'avaient pu traverser une première fois, alors qu'ils présentaient un volume moindre. Ailleurs, comme nous l'avons dit, ils sortent à l'extérieur à travers les tissus ulcérés. Dans d'autres circonstances, ils s'enkystent par l'oblitération du trajet qui les mettait en communication avec le canal. D'autres enfin rentrent dans la vessie et y demeurent jusqu'à ce qu'une circonstance nouvelle les ramène dans le canal. L'exemple le plus curieux que nous connaissions de ces calculs ambulants nous a été communiqué par M. Guyon, chirurgien de l'hôpital Necker. Il s'agit d'un calcul vésico-prostatique dont nous donnerons l'histoire plus loin et que l'on sentait alternativement dans la vessie et dans la portion prostatique de l'urèthre. Il suffisait, avec le doigt introduit dans le rectum, de pousser ce calcul même assez légèrement dans la direction de la vessie pour le chasser momentanément de l'urèthre. Tulpius cite un exemple analogue (Lib. IV. p. 354).

L'accroissement des calculs dans l'urèthre se fait suivant certaines conditions qui diffèrent complétement de ce que l'on observe dans la vessie. Dans ce dernier organe, tous les points de la surface du calcul sont à peu près également en contact avec l'urine et le dépôt s'y fait d'une manière uniforme. Aussi les différentes couches qui les forment sont-elles concentriques et présentent-elles une stratification régulière. Si l'on pratique une coupe sur un de ces calculs, on voit en outre que le noyau occupe la partie centrale. Dans l'urèthre tout cela est modifié. Le calcul ne s'accroît guère que par une de ses faces, celle qui est en contact le plus fréquemment avec l'urine. A part quelques circonstances particulières, cette face est la postérieure. Aussi le noyau de ces calculs est-il généralement placé très-près de l'extrémité antérieure. Les couches qui les composent sont bien encore parallèles, mais elles ne forment plus un cercle complet. Leur forme se rapproche davantage de l'ellipse. Quant à la texture même de ces calculs, elle est beaucoup plus souvent lamelleuse que granulée.

Les calculs de l'urèthre ne sont pas toujours isolés, on les trouve parfois même en nombre assez considérable. Astley Cooper en a extrait une fois cent quarante-deux (*Med.-chir.-trans.*, t. XI, p. 357). Civiale en a retiré deux cent vingt, contenus tant dans la portion membraneuse du canal que dans une poche située en arrière de la prostate (*Maladies des organes génito-urinaires*). La portion membraneuse, qui est la plus dilatable, se prête le plus à cette accumulation, dont nous trouverons tant d'exemples dans le cours de cet ouvrage.

Certains calculs présentent une conformation spéciale qui doit attirer un moment l'attention : nous voulons parler de ces rigoles que l'on observe quelquefois sur une de leurs faces. La formation de ces rigoles tient évidemment à une action mécanique de l'urine qui, balayant fréquemment le même point de la pierre, ne permet pas à la matière lithique de s'y accumuler. Le dessin ci-contre, pris au musée Civiale, à l'hôpital Necker, nous

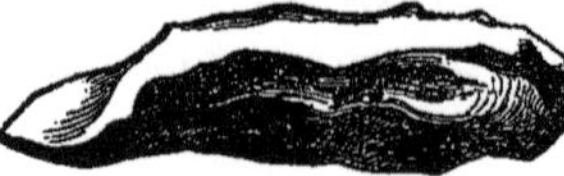

Fig. 1. — Calcul uréthral creusé de deux gouttières.

donne un échantillon d'un calcul ainsi creusé d'une double gouttière.

Dans certains cas tout à fait exceptionnels, cette gouttière se transforme en un véritable canal traversant le calcul de part en part. M. Liégeois a présenté, en 1868, à la Société de chirurgie, un calcul dont nous donnons la figure plus loin, et qui est un véritable modèle du genre. Thomas Bartholin a laissé dans ses Lettres la description d'un calcul également perforé à sa partie centrale. Ce sont jusqu'ici les deux seuls faits connus pour l'urèthre.

Les calculs multiples du canal sont le plus souvent taillés à facettes. Cette conformation tient à leur contact longtemps prolongé. Lorsqu'ils sont volumineux, il existe parfois entre eux un véritable emboîtement réciproque, chacun présentant des faces alternativement concaves et convexes.

Cette disposition, dont nous donnerons plusieurs exemples dans nos dessins, n'a pas reçu la même explication de la part de tous les pathologistes. Pour les uns c'est un fait de fragmentation spontanée, pour les autres c'est une conséquence de leur mode de développement. Sans nier le premier mode de formation, nous croyons cependant que le second s'applique à la majorité des faits. Il nous semble que cette disposition doit s'expliquer surtout par l'arrêt même que ces deux calculs ont opposé réciproquement à leur libre développement dans les points par lesquels ils étaient en contact.

Pour mieux faire saisir notre pensée, si nous supposons deux calculs arrondis maintenus en contact par un point de leur surface, à la première miction l'urine viendra déposer une couche calcaire dans toute leur étendue, excepté dans les points en contact. Si à ce moment nous isolons les deux calculs, nous observerons sur chacun d'eux, au niveau du point où ils se touchaient, une petite perte de substance, une véritable facette encore peu étendue, mais dont le diamètre augmentera à mesure que se répétera le même phénomène. Vous nous demanderez sans doute pourquoi ces deux calculs ne se soudent pas sous l'influence de ce dépôt presque incessant de matière lithique qui s'opère entre eux. A cela nous répondrons que la chose n'est pas impossible, qu'elle se voit même quelquefois, mais qu'elle n'a pas lieu nécessairement. Les mouvements auxquels ces calculs sont soumis, dans l'intervalle des mictions, suffisent sans doute à maintenir les calculs indépendants, et peut-être à détruire une union commencée, mais encore peu intime. Quant au poli des surfaces, il tient assurément aux frottements qui se passent entre les calculs.

La forme générale de ces calculs considérés ensemble est assez bien celle d'un calcul unique divisé en plusieurs fragments. Mais cette apparence n'est que le fait de la reproduction de la région dans laquelle ils se sont développés, et cette disposition qui pourrait être donnée comme une preuve de leur unité s'il s'agissait de calculs de la vessie, cesse d'être applicable ici où la masse calculeuse ne peut que prendre la forme de la région dans laquelle elle est enserrée. Enfin, la texture même des calculs de l'urèthre rend peu probable cette hypothèse d'une fragmentation spontanée. C'est principalement dans les calculs granuleux qu'elle a été observée. Or, les calculs de l'urèthre présentent presque tous la texture lamelleuse.

Le plus souvent les calculs de l'urèthre n'ont qu'un seul noyau; cependant il existe des exemples de calculs à noyaux multiples. C'est ainsi que M. Mazzoni (de Rome) a présenté au Congrès médical universel un calcul prostatique à deux noyaux et un autre à trois noyaux. Mais le fait le plus curieux de ce genre a été relaté par M. Beale. M. Haynes Walton lui a montré un calcul ovale, de couleur blanchâtre, lisse à sa surface, ayant près de quatre centimètres de long sur deux et demi de large, et qu'il avait extrait de l'urèthre, immédiatement en arrière du scrotum, sur un vieillard de quatre-vingts ans, chez lequel l'existence constatée du calcul remontait à plus de cinquante ans. Par la section, à l'aide d'un faible grossissement on remarquait sur tous les points, à la surface de la coupe, des sections de tout petits calculs formés chacun d'un noyau avec plusieurs couches concentriques. Ces petits calculs, réunis ensemble par une matière blanchâtre, étaient formés de phosphate de chaux et de phosphate ammoniaco-magnésien.

Après ces généralités dans lesquelles nous avons cherché à donner au lecteur une idée d'ensemble sur les causes prédisposantes de ces calculs, sur leurs modes de développement et sur leurs caractères physiques principaux, nous allons entrer dans l'étude isolée de chacune de ces espèces de calculs, selon la région qu'ils occupent. Nous les envisagerons successivement dans les portions pénienne, bulbeuse, membraneuse et prostatique. Les calculs mixtes seront ensuite étudiés, en commençant par les formes les plus simples.

CALCULS DE LA PORTION PÉNIENNE

La portion pénienne étendue du gland à la symphise du pubis, constitue la partie la plus longue du canal de l'urèthre; elle mesure onze à douze centimètres. Elle se termine en bas par un resserrement très-marqué, le méat urinaire, en arrière duquel on trouve au contraire une partie renflée qui a reçu le nom de fosse naviculaire. A partir de cette fosse jusqu'au renflement du bulbe, le calibre du canal se continue sans transition bien sensible. Toute cette portion du canal est d'ailleurs peu extensible, surtout au niveau du méat, dont la circonférence, dans le plus grand état d'extension possible, ne dépasse guère dix-huit millimètres. Ces considérations anatomiques permettent déjà de prévoir quel sera le point du canal dans lequel les calculs viendront s'arrêter de préférence. La fosse naviculaire, endroit renflé et situé derrière une partie rétrécie, devra présenter les conditions les plus favorables à cet arrêt. C'est en effet ce que l'observation confirme.

Ces calculs ne possèdent pas habituellement un grand volume. Ils consistent en de simples graviers, qui cependant peuvent donner naissance à des accidents redoutables, s'ils sont placés dans le calibre du canal et obstruent le passage de l'urine. M. Vanzetti (de Kharcoff) a vu succomber un enfant qui n'avait pas uriné depuis trois jours et qui lui fut apporté trop tard pour parer avec fruit aux accidents. La région hypogastrique était très-distendue, la physionomie livide, les lèvres parfois tiraillées par des contractions spasmodiques, et une tranquillité passive avait succédé à l'agitation des jours précédents (Société anatomique, 1842). M. Crosse a de même observé un enfant qui mourut d'une inflammation du scrotum terminée par gangrène, à la suite de l'obstruction du méat par un calcul. La figure qui représente les organes urinaires fait voir une crevasse de l'urèthre au devant du scrotum.

Les calculs de la fosse naviculaire offrent quelquefois un volume assez considérable. M. Sanchez y Cristobal a retiré avec succès, chez un enfant de douze ans, un calcul du volume d'un pois chiche (*Gazette médicale*, 1848). M. Després a présenté en 1865, à la Société de Chirurgie, un calcul qui mesurait quatre centimètres et demi dans son plus grand diamètre, et un centimètre et demi dans le plus petit. Enfin, on trouve dans *The London med. and phys. Journ.*, t. LX, p. 365, l'observation d'un calcul gros comme une châtaigne, qui avait dilaté la fosse naviculaire et atrophié le gland et qui fut retiré par une incision.

Les calculs de la portion pénienne peuvent cependant être rencontrés ailleurs que dans la fosse naviculaire. Ainsi, M. Béraud a vu un calcul du poids de six grammes à la partie moyenne de la verge (Société de Chirurgie, 1861). D'autre part, M. Ulécia a pratiqué l'uréthrotomie pour un calcul pesant vingt-quatre grammes et situé à la base même du pénis (*Bulletin de Thérapeutique*, 1853).

Le canal peut même être occupé dans toute son étendue

par des calculs qui le distendent complétement. Les *Éphé-mérides curieux de la nature*, 1679, Obs. 89, renferment l'observation d'un homme qui succomba à une rétention d'urine causée par une lésion de cette nature. Tulpius parle d'un enfant qui, depuis son bas âge, avait plusieurs calculs dans l'urèthre. A l'âge de six ans, ces corps étaient devenus assez volumineux pour que la verge égalât le poing en grosseur; une incision en fit sortir vingt-cinq, qui ressemblaient à de gros pois (*Obs. méd.*, l. IV, c. xxxv, p. 334). Enfin, Civiale a trouvé, à l'autopsie d'un vieillard tourmenté depuis longtemps de la gravelle, l'urèthre et la poche urinaire elle-même complétement oblitérés. Les calculs étaient fort petits, comparables aux pois les plus fins, et si nombreux qu'on n'eut pas la patience de les compter.

Dans un des meilleurs chapitres qui aient été écrits sur la matière, M. Voillemier a fait représenter un calcul qui s'étendait du méat au collet du bulbe. Cette pierre, dont M. Voillemier a bien voulu nous autoriser à reproduire la figure, était composée de plusieurs parties ajustées bout à à bout, et présentant entre elles un emboîtement réciproque. Elle a été retirée par M. Lanzert, professeur à Saint-Pétersbourg, qui a relaté ce fait de la manière suivante :

Le 11 novembre 1828, entra à l'hôpital de la marine Saint-Nicolas un sous-officier du 1er équipage, nommé Voldémar Strel-toff, âgé de vingt et un ans. Il avait un gonflement considérable de la verge, surtout à son milieu, où sur sa surface inférieure s'était formé un abcès dont le sommet était recouvert d'une peau amincie et grisâtre. En palpant, on pouvait s'assurer de la présence d'un énorme calcul dans le canal de l'urèthre; ce calcul occupait la distance comprise entre le méat urinaire et la partie membraneuse de l'urèthre, et consistait en plusieurs fragments réunis entre eux par de fausses membranes.

Le malade n'urinait que par gouttes et avec douleur, surtout lorsque l'abcès commença à se former ; la fièvre symptomatique était très-prononcée.

Après l'incision de l'abcès, d'où il s'échappa une très-grande quantité de pus liquide et rougeâtre, le calcul se découvrit sur un petit espace ; l'ouverture de la plaie fut agrandie d'un travers de doigt, à l'aide d'un bistouri, vers le méat urinaire externe, après quoi le calcul rond n° 3 fut facilement retiré (fig. 2) ; le calcul n° 2, étant retenu par de fausses membranes formées entre les calculs, ne fut extrait qu'après leur division ; puis, en introduisant la sonde métallique, par le méat urinaire externe, dans le canal de l'urèthre, le calcul n° 1 fut poussé vers la plaie, d'où on le retira facilement. En élargissant la plaie vers la racine du pénis, à l'aide du bistouri, le calcul n° 4 fut ôté ; mais, pour obtenir le plus grand calcul, n° 5, on fut obligé d'agrandir encore la plaie vers la racine du pénis. Le dernier calcul, n° 6, fut extrait à l'aide d'une légère manipulation, qui avait pour but la projection de ce calcul vers la plaie.

Tous ces calculs pesaient ensemble, immédiatement après leur extraction, deux onces et six drachmes.

Après avoir lavé la plaie et joint ses lèvres avec l'emplâtre adhésif, on la pansa comme à l'ordinaire, puis on introduisit dans le canal une sonde élastique à demeure ; deux heures après, le malade fut saigné et soumis à un régime antiphlogistique très-rigoureux.

Dès le bas âge, le malade était atteint de la gravelle, et, il y a dix ans, on lui a extirpé une petite pierre du canal de l'urèthre. L'état actuel du malade promet une bonne fin. (Voillemier, *Traité des maladies des voies urinaires*, t. I, p. 491).

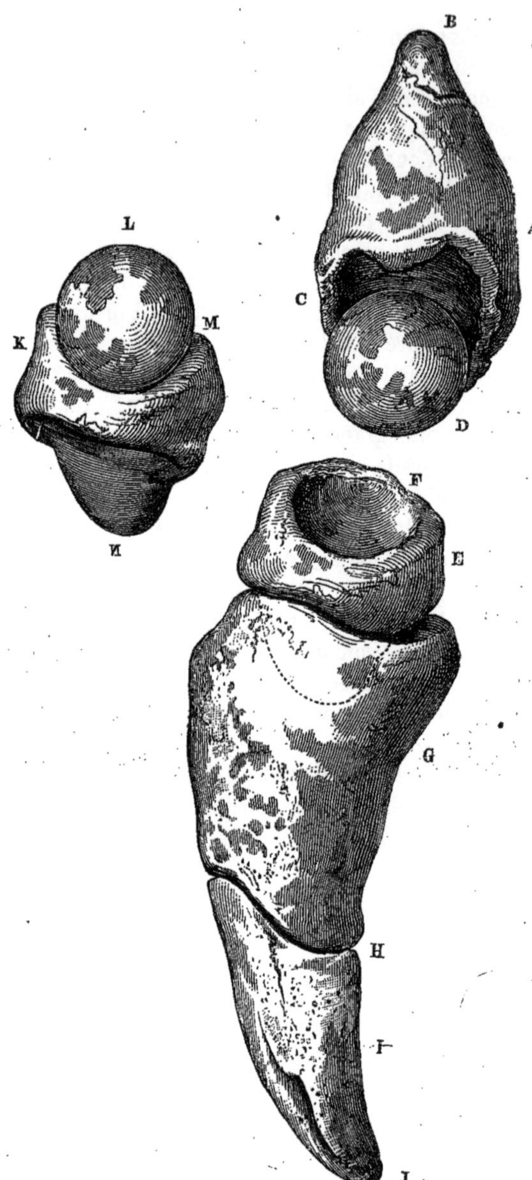

FIG. 2. — Calcul uréthral, composé de six pièces, vu de grandeur
naturelle.

EXPLICATION DE LA FIGURE 2.

Première pièce :

B. Petit fragment de forme conique, articulé obliquement avec le second.

Deuxième pièce :

A. Fragment conique ayant 4 centimètres 2 millimètres de long.

C. Cavité profonde, lisse, logeant en partie le troisième fragment.

Troisième pièce :

D. Fragment rond comme une bille, ayant 2 centimètres de diamètre, érodé à sa surface dans plusieurs points.

Quatrième pièce :

E. Ce fragment, qui paraît annulaire, a 3 centimètres de haut ; son prolongement inférieur est caché dans une cavité que présente le fragment suivant.

F. Cavité arrondie, lisse, logeant en partie le troisième fragment.

Cinquième pièce :

G. Ce fragment a 4 centimètres 8 millimètres de long, et 10 centimètres de circonférence dans la partie supérieure.

Sixième pièce :

H. Articulation ondulée des deux fragments.
I. Sa longueur est de 4 centimètres 3 millimètres.
J. Extrémité pointue.

Troisième et quatrième pièces représentées articulées :

K. Quatrième fragment.
L. Troisième fragment s'articulant exactement avec le quatrième.

M. Bord supérieur de la cavité, plus élevé en arrière qu'en avant.

N. Saillie arrondie cachée dans le cinquième fragment.

Les calculs de cette région présentent fréquemment ces espèces de rigoles dont nous avons signalé l'existence. M. Michon a retiré par la boutonnière un calcul long de six à sept lignes, large de quatre, situé à deux pouces environ de l'orifice extérieur, et qui était creusé d'une gouttière sur une de ses faces (*Bulletin de Thérapeutique*, 1839). M. Thouret a fait voir en 1827, à la Société anatomique, un calcul assez volumineux, offrant des deux côtés une légère échancrure par où passait l'urine. En arrière de cette pierre, la muqueuse ramollie présentait l'orifice de plusieurs trajets fistuleux qui s'ouvraient au-dessous des bourses. Enfin, M. Carville, interne de M. Gosselin, a communiqué à M. Voillemier un calcul représenté ci-dessous, où cette disposition se montre avec une netteté remarquable.

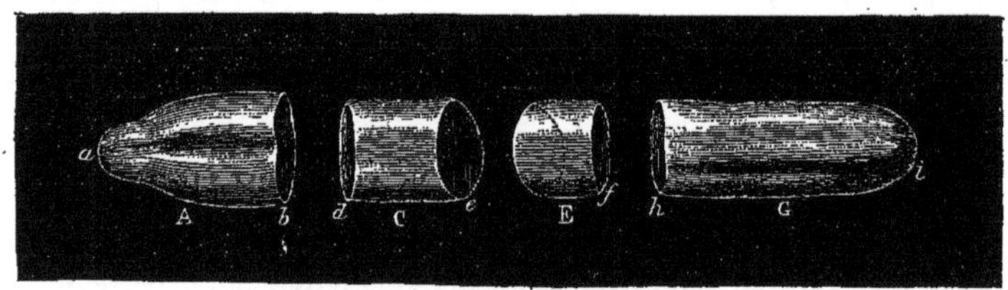

Fig. 3. — Calcul uréthral de phosphate de chaux, vu de grandeur naturelle. Il est composé de quatre pièces.

EXPLICATION DE LA FIGURE 3.

A. Fragment antérieur.

a. Extrémité antérieure effilée. Gouttière existant également sur le côté opposé.

b. Surface presque plane.

C. Deuxième fragment.

d. Surface plane légèrement oblique.

e. Surface également plane.

E. Troisième fragment; la gouttière est aussi moins marquée.

f. Surface presque plane.

G. Quatrième fragment : il présente la gouttière divisée dans sa longueur.

h. Surface plane.

i. Extrémité postérieure arrondie.

Le calcul peut être situé dans le canal ou être emprisonné dans un boursoufflement de la muqueuse, qui apporte de nouveaux obstacles à son extraction. Cette disposition, importante au point de vue du diagnostic et du traitement, avait été vue depuis bien longtemps par M. Cloquet, qui l'a exposée dès 1835 dans une clinique inédite, dont nous devons la communication à la bienveillance de M. Larrey.

D'une façon générale, les lésions anatomiques sont extrêmement variables et subordonnées aux complications déterminées par les calculs. Dans les cas les plus simples on constate une simple rougeur de la muqueuse. Ailleurs, il existe un véritable enchatonnement. Si le canal s'est déchiré en arrière du calcul ou à son niveau, on trouve dans les tissus voisins l'urine épanchée et ayant amené des désorganisations plus ou moins profondes. Le canal est plus ou moins dilaté, soit que l'expansion ait porté sur la partie voisine de l'obstacle seulement, soit qu'elle se soit étendue à tout l'appareil urinaire. La vessie, les uretères et les reins présentent fréquemment des lésions inflammatoires. Ainsi, on a trouvé les reins et les uretères pénétrés de pus et la vessie tapissée par des fongosités.

Lorsque le calcul s'est développé lentement et a pu repousser les parois uréthrales, on trouve une cavité anfractueuse qui renfermait le calcul et était en communication avec le canal par une ouverture plus ou moins considérable. Cette disposition curieuse, maintes fois observée, se trouve décrite dans le fait suivant, publié par M. Loir :

Un homme de soixante-huit ans, qui avait toujours rendu ses urines avec facilité, étant mort de pleurésie, on trouva une ouverture longue d'un pouce et demi et large de six lignes à la paroi inférieure de la partie spongieuse de l'urèthre, à trois pouces et demi du gland ; la circonférence de cette ouverture, épaisse d'une ligne, était le siége d'une cicatrice solide, sans nulle trace d'ulcération ni d'injection ; elle conduisait à une vaste poche dont les parois fibro-celluleuses, épaisses et résistantes, étaient tapissées par une membrane muqueuse continue avec celle de l'urèthre ; cette poche renfermait un calcul long de deux pouces sept lignes, pesant quarante et un gros, lisse et mamelonné à sa surface, et présentant, du côté qui correspondait à l'ouverture de l'urèthre, une dépression peu profonde et légèrement rugueuse. (*Diss. sur quelques points d'anatomie*, p. 18.)

Il n'est pas rare d'observer des rétrécissements en avant des calculs. Un fait d'observation, peut-être aussi fréquent, c'est la formation d'un rétrécissement à la suite du séjour d'une pierre dans le canal. Dans son *Traité de l'affection calculeuse*, Civiale en rapporte plusieurs exemples.

En voici un autre où les choses semblent s'être passées de même :

Un enfant âgé de six ans souffrait depuis dix-huit mois de la gravelle. Un jour, il se déclara derrière le scrotum, à droite du périnée, une tumeur douloureuse, fluctuante, dans laquelle on sentit distinctement un corps rond et dur. Le chirurgien de l'endroit l'incisa et retira facilement un petit calcul de la forme d'une fève. Le malade se trouva soulagé, il s'écoula une forte quantité d'urine par la plaie et un peu par l'urèthre.

Le malade accusant un sentiment d'ardeur, le chirurgien pansa la plaie sans placer de sonde dans la vessie. L'écoulement de l'urine par la voie ordinaire cessa complétement, et deux nouveaux trajets fistuleux se formèrent ; quelquefois, lorsque les fistules se fermaient, pour donner issue à l'urine, on rouvrait la fistule principale avec une sonde pointue en acier. Comme plusieurs médecins appelés en consultation ne parvenaient pas à introduire de sonde, et que l'enfant souffrait horriblement, on eut recours, le 28 janvier 1849, à Schmid. Voyant la sonde, poussée avec beaucoup de force, ne pas pénétrer à une profondeur supérieure à un pouce et demi, l'auteur se décida à pratiquer une ponction dans l'axe du canal avec un trocart.

Après avoir chloroformisé le petit malade, il poussa le trocart, avec beaucoup de force, à travers la fausse membrane, et le retira. Immédiatement, l'urine qui distendait la vessie s'écoula en grande quantité au dehors. La canule fut laissée en place ; mais le troisième jour elle s'échappa par un mouvement imprudent du malade ; elle fut remplacée par une sonde élastique qu'on changea tous les quatre ou cinq jours. Les fistules se fermèrent, et, au bout d'un mois, le malade urinait facilement et sans douleur par la voie ordinaire. (*Medicinisches correspondenz blatt*; 1852.)

Les symptômes des calculs de la région pénienne varient comme les lésions elles-mêmes. Si la pierre est petite, si par sa situation elle n'entrave par le cours de l'urine, sa présence pourra passer presque inaperçue ou ne se traduire que par une douleur légère à l'extrémité de la verge ou dans le point correspondant au corps étranger. Si, au contraire, par sa position ou par son volume, elle crée un obstacle à la miction ou irrite davantage les tissus, il s'y joindra d'autres phénomènes plus graves. Les douleurs seront plus vives, le pénis se gonflera en arrière de l'obstacle, il surviendra un écoulement purulent ou de l'hématurie, et des érections douloureuses et involontaires tourmenteront le malade. A un degré encore plus avancé, il se produira un gonflement des bourses et du périnée. La région hypogastrique se développera par l'accumulation de l'urine dans ses réservoirs naturels. La fièvre s'allumera, il surviendra de l'excitation, du délire, enfin le malade succombera au milieu d'accidents urémiques.

Dans la pratique on rencontrera toutes les formes intermédiaires aux types que nous venons de supposer, on verra ces symptômes manquer ou s'allier de mille manières, pour créer autant d'espèces distinctes, qui échappent à la description. C'est là, du reste, l'histoire de toutes les maladies, qui ne présentent tant de difficultés dans leur description que parce qu'elles ne se montrent jamais absolument sous les mêmes aspects.

Le cours de l'urine est d'ailleurs rarement suspendu d'une manière complète. Il existe le plus souvent, même dans les cas de calculs volumineux, un suintement continu, une véritable incontinence par regorgement qui, permettant aux fonctions de s'exécuter encore, explique la longue durée de quelques-unes de ces maladies.

L'infiltration urineuse reste le plus souvent limitée au tissu cellulaire du pénis et de la loge périnéale inférieure. Elle se traduit par une distension de la peau, qui devient rouge, œdémateuse et luisante. Nous en donnerons un exemple remarquable de M. Béraud, dans le chapitre consacré au traitement.

Indépendamment de leurs symptômes fonctionnels, les calculs du pénis fournissent au chirurgien un certain nombre de signes objectifs. Un des premiers qui frappe l'observateur est l'existence d'un corps dur, mobile, plus ou moins volumineux, placé dans la direction de l'axe du canal. Une sonde introduite dans l'urèthre est arrêtée à son niveau et donne à la main la sensation d'un corps solide et résistant. Si la sonde est en métal, son choc contre le corps étranger peut donner naissance à un bruit perceptible. Une bougie en cire molle introduite dans le canal rapporte une empreinte d'une forme spéciale et presque caractéristique. Civiale avait souvent recours à ce moyen de diagnostic, qu'il appliquait d'ailleurs à beaucoup d'autres maladies de l'urèthre.

Tous les signes que nous venons de parcourir sont parfaitement nets, lorsque le calcul est volumineux et placé dans l'axe du canal. Mais il en est tout autrement dans les conditions opposées. Un calcul petit ne manifeste sa présence à l'extérieur par aucune saillie appréciable. La sonde, passant entre lui et le canal, arrive sans difficulté dans la vessie et ne donne ni la notion d'un obstacle, ni le bruit caractéristique. Aussi, leur existence peut-elle être méconnue. Cependant, il est un signe qui peut mettre sur la voie du diagnostic, c'est une espèce de résistance assez vive que l'on rencontre en retirant le cathéter. Civiale cite un assez grand nombre de calculs qui ont été ainsi méconnus ou que l'on a seulement diagnostiqués dans un examen ultérieur.

Chez les jeunes enfants la maladie se traduit par des cris, une agitation extrême, l'absence ou la rareté de la miction. M. Scuttigna a rapporté l'observation d'un calcul qui fut extrait de la fosse naviculaire d'un enfant, vingt-quatre heures après sa naissance, et qui avait causé une rétention d'urine complète (*Memorie per i curiosi medicina*, t. VI, p. 145). M. Bonialski en a retiré un dans les mêmes conditions.

Dans quelques cas le calcul apparaît entre les lèvres même du méat : mais ce sont là des conditions exceptionnelles.

Dans son examen le chirurgien ne négligera aucun des moyens dont il peut disposer. Il interrogera avec soin les antécédents, et il constatera que le plus souvent le malade a déjà rendu des graviers. Il tiendra grand compte de la soudaineté des accidents. Enfin, le jet de l'urine offre quelquefois quelque chose de spécial, qui éveillera son attention ; comme dans les calculs de la vessie, il est brusquement interrompu. Quelques malades ont encore recours, pour uriner, à un artifice spécial, que nous retrouverons pour les régions voisines, et qui consiste à placer le calcul dans la situation la plus favorable au passage de l'urine. Le malade de M. Després tirait les lèvres du méat au delà du calcul, et celui-ci, comme une soupape, cessant d'être en rapport avec l'orifice de l'urèthre, laissait couler le liquide qui avait distendu la fosse naviculaire.

De nombreuses causes d'erreur peuvent obscurcir le diagnostic. Nous en avons déjà passé quelques-unes en revue ; mais il en est d'autres encore. Une des plus trompeuses est la coexistence d'un rétrécissement. M. Dolbeau a vu plusieurs fois commettre cette confusion, et dans son *Traité des maladies des organes génito-urinaires,* Civiale en donne un assez grand nombre d'exemples. Dans une circonstance, ce dernier auteur fut mis en garde par une sorte de crépitation, qui ne pouvait résulter que du frottement de plusieurs calculs.

Les petits abcès sous-uréthraux simulent aussi assez bien les calculs du pénis. Au début surtout l'erreur est assez facile à commettre. Cependant la tumeur est moins dure ; et l'absence de tout obstacle dans l'urèthre permettra de les distinguer d'une façon à peu près certaine.

Le pronostic des calculs du pénis n'est généralement pas grave. Cependant il est des conditions qui le rendent assez fâcheux. Telle est en particulier l'existence d'un rétrécissement. En effet, cette lésion n'est pas seulement un obstacle apporté au traitement et qui pourra prolonger la maladie ; elle peut déterminer la mort en amenant l'obstruction du canal. Ch. Bell a figuré dans son atlas un petit calcul qui

était venu se placer derrière un rétrécissement et
avait résisté à tous les
moyens d'extraction dirigés contre lui. Le canal
était rempli de lymphe
coagulable, et présentait
de plus les traces d'une
phlegmasie intense : la vessie, énormément distendue, offrait des taches et
des ulcérations ; les uretères étaient enflammés,
l'urine noire et sanguinolente. La coarctation était
située à huit centimètres
du méat.

Nous reproduisons ici
une partie de la planche
de Ch. Bell pour montrer
cette disposition qui se
rencontre assez fréquemment d'ailleurs dans la pratique.

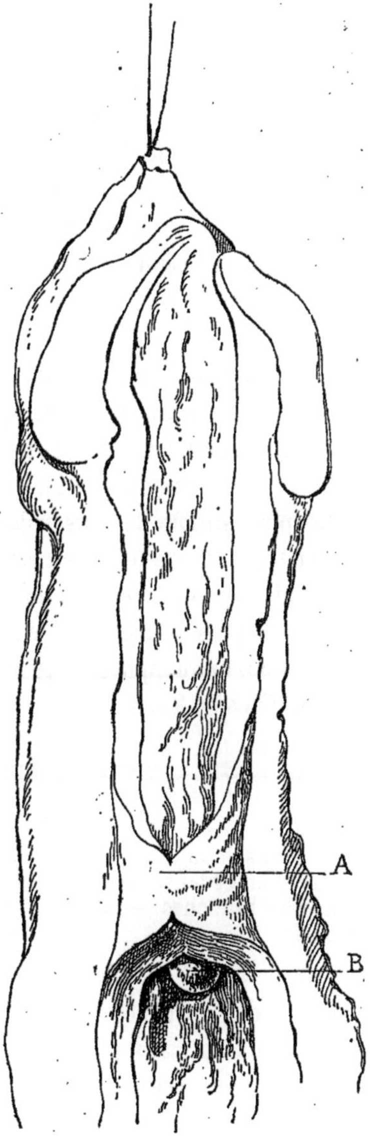

Fig. 4.

Petit calcul arrêté derrière un rétrécissement.—A. Partie rétrécie
du canal. — B. Calcul.

TRAITEMENT.

Le traitement des calculs du pénis offre moins de difficultés que celui des régions profondes. La courte distance qui
sépare de l'obstacle, le peu d'épaisseur des tissus permettent
d'agir sur eux avec une précision beaucoup plus grande.

Les moyens d'action sont nombreux. Nous allons les étudier successivement d'une façon un peu étendue, qui nous
dispensera d'y revenir aussi longuement dans les chapitres
suivants.

Posons d'abord en principe que ces divers moyens ne sont
pas exclusifs les uns des autres, qu'ils pourront être combinés avec avantage dans un certain nombre de ciconstances
et qu'on devra toujours commencer par le plus inoffensif.

Le plus simple, le plus vulgaire, celui qui a dû se présenter tout d'abord à l'esprit est l'extraction directe. Quand
le calcul est peu profond, qu'il apparaît par exemple au méat,
il suffit, le plus souvent, pour l'attirer au dehors de passer
derrière lui une simple curette ou un instrument quelconque
faisant office de levier.

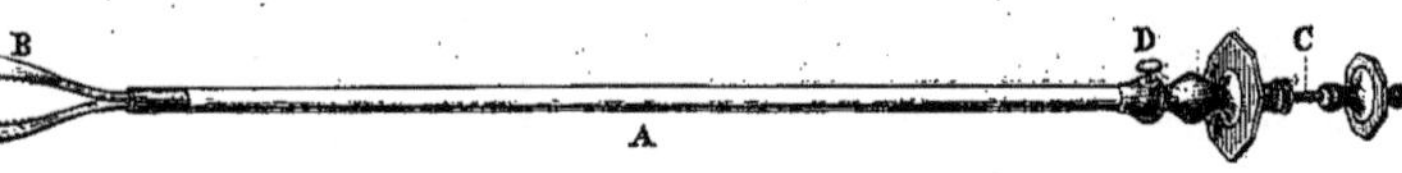

FIG. 5. — Pince de Hunter.

A. Corps de la canule. — B. Branches convexes en dehors,
concaves en dedans, représentées écartées. — C. Mandrin sou-
tenant les branches. — D. Vis servant à fixer la canule sur le
mandrin.

Pour les cas où les calculs sont plus profondément situés et
opposent des obstacles à leur extraction, on a inventé des
instruments spéciaux plus puissants. Nous citerons en première ligne la pince de Hunter, qui se compose d'une canule
contenant dans son intérieur une tige, terminée en avant
par deux branches longues de trois centimètres, qu'un mé-

canisme particulier permet de faire sortir et rentrer à volonté. Cet instrument, dont nous donnons le dessin ci-dessus, s'introduit fermé dans l'urèthre. Lorsque l'opérateur est arrivé sur la pierre, il tire la canule en arrière pour permettre à l'instrument de s'ouvrir, puis pressant sur le talon, il pousse les branches en avant, de manière à leur faire saisir le calcul. Cela fait, il repousse la canule en avant, afin de fixer solidement le calcul, puis il tire doucement le tout au dehors.

M. Voillemier a très-bien décrit toutes les difficultés qu'on peut rencontrer et indiqué le moyen d'y parer. C'est ainsi, par exemple, que si le calcul est d'une forme irrégulière ou enclavé dans les tissus, on doit, à la moindre résistance, cesser toute tentative, essayer de le changer de place en le repoussant un peu en arrière, ou bien, après l'avoir abandonné un instant, chercher à le saisir dans un autre sens.

C'est qu'en effet ces tentatives d'extraction ne sont pas toujours inoffensives. M. Lemarchand, médecin militaire à l'hôpital de Philippeville, a vu, à la suite de l'extraction d'un calcul rugueux par la pince de Hunter, survenir un abcès en avant des bourses, qui donna lieu à une infiltration urineuse du scrotum. (*Archives du Conseil de santé militaire,* communication de M. Larrey.)

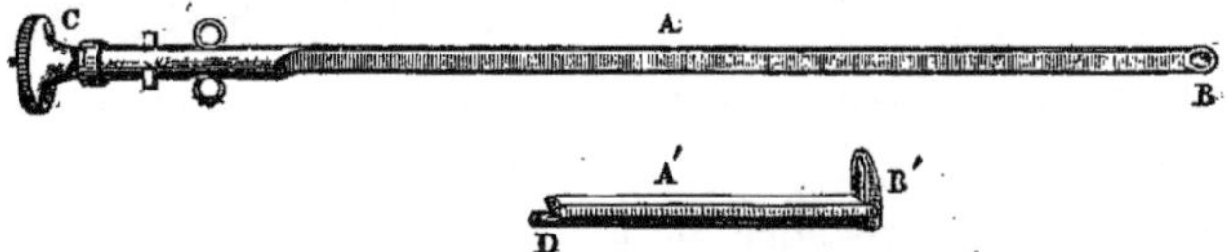

FIG. 6. — Curette articulée de Leroy (d'Etiolles).

A. Canule plate. — B. Petite cuvette mobile. — C. Treuil destiné à relever ou à abaisser la petite cuvette.

Section antérieure de l'instrument.

A'. Canule. — B'. Petite cuvette relevée. — D. Tige de métal fixée à la cuvette et au treuil.

On a inventé pour le même usage des curettes plus ou

moins perfectionnées. La plus parfaite est la curette articulée de M. Leroy dont nous donnons ci-dessus la figure. Elle se compose d'une canule aplatie sur une de ses faces, convexe sur l'autre, portant à son extrémité antérieure une petite cuvette articulée qu'on peut à volonté couder à angle droit, au moyen d'un mécanisme intérieur. Dès qu'on a dépassé l'obstacle, on redresse la cuvette qui ramène la pierre. Cet instrument est surtout indiqué pour les petits calculs.

M. Cloquet s'est servi avec succès d'une sorte de serre-nœud, formé par une canule ouverte à ses deux bouts et par un fil d'argent plié en son milieu et engagé dans la canule. Un petit treuil sert à donner à l'anse l'ouverture convenable. Le calcul saisi dans l'anse du fil, comme le bouchon qu'on retire avec une ficelle du fond d'une bouteille, est doucement amené au dehors.

Le méat urinaire est parfois tellement rétréci que, pour le passage du calcul ou des instruments, il est nécessaire de pratiquer sur lui un débridement. Cette opération, très-simple, s'exécute avec un bistouri boutonné, à l'aide duquel on fait une petite incision à droite et à gauche. Quelques praticiens préfèrent n'intéresser le méat que sur un seul côté. Pour cette opération, Civiale se servait d'un petit lithotome, figuré dans l'ouvrage de M. Reliquet. Mais l'emploi d'un instrument spécial n'est ici vraiment guère nécessaire.

Dans une circonstance, on a dû pratiquer l'opération du phimosis pour répondre aux mêmes indications.

Un moyen que l'on emploie fréquemment uni à d'autres, c'est la pression d'arrière en avant, en embrassant le pénis avec deux doigts derrière la pierre et ramenant doucement vers le méat.

Les injections jouissent d'une réputation méritée, qu'elles

doivent à leur innocuité et aux résultats avantageux qu'elles
ont souvent donnés. Elles se font avec de l'eau ou mieux encore avec de l'huile. Une précaution indispensable est de
comprimer le canal en arrière du calcul, pour l'empêcher
d'être refoulé et s'opposer à la chute du liquide injecté dans
la vessie. Leur manière d'agir est facile à saisir. Elles dilatent le canal en avant du corps étranger, le dégagent et permettent de le pousser en avant par des pressions sagement
combinées. Il va sans dire que pour faire cette manœuvre
il faut, après avoir injecté le liquide, fermer le méat pour
qu'il ne s'échappe pas aussitôt, ce qui serait contraire au
but qu'on veut obtenir.

Les insufflations d'air se pratiquent de la même façon,
avec les mêmes précautions, et ont un mode d'action absolument semblable. Préconisées par Prosper Alpin, elles ont été
employées avec succès par Deschamps. Elles ont montré une
supériorité incontestable dans le cas suivant :

M. Kemmerer, appelé près d'un enfant qui ne pouvait pas
uriner depuis trois jours, le trouva dans le délire, avec un
œdème considérable des parties génitales, le prépuce gonflé,
la vessie remontant jusqu'à l'ombilic.

Il pratiqua une incision sur le prépuce et l'orifice de l'urèthre, à la partie supérieure, et retira un calcul gros comme un
pois. Une sonde introduite dans le canal en rencontra un
autre à la racine de la verge. Avant de tenter la boutonnière,
M. Kemmerer prit une seringue, et, recommandant au père de
presser l'urèthre avec le pouce, derrière le calcul, et de chercher, à un signal donné, à le pousser en avant, il introduisit
lui-même le bout de la seringue dans le méat qu'il comprimait
circulairement. Puis il poussa fortement le piston pour élargir
ce conduit avec la colonne d'air de la seringue. Le calcul, qui
avait résisté aux autres moyens employés, fut extrait facilement. (*Journ. des conn. méd.-chir.*, t. I, p. 579.

La dilatation progressive au-devant du calcul réussit quelquefois. M. Aumont a présenté en 1825 à l'Académie royale de médecine plusieurs calculs qu'il avait extraits en portant une sonde élastique jusqu'à l'obstacle et en l'y laissant séjourner. M. Pamard a aussi obtenu trois guérisons. Civiale a beaucoup préconisé ce moyen dans les cas de rétrécissements. La gravité des accidents fait quelquefois une loi de recourir immédiatement à la dilatation forcée. Leroy (d'Etiolles) conseille d'élargir rapidement le rétrécissement au moyen d'un petit bilabe. Civiale se servait pour cet usage d'un dilatateur mécanique qu'il a figuré dans son *Traité des maladies des organes génito-urinaires*. Le même instrument qui avait opéré la dilatation lui servait à retirer le calcul.

L'uréthrotomie interne a été appliquée à l'extraction des calculs compliqués de rétrécissements. Civiale raconte à ce propos le fait suivant :

Le 10 mai 1856 s'est présenté chez moi un malade qui avait derrière la fosse naviculaire un rétrécissement livrant encore passage à l'urine et à une petite bougie. Il avait eu pendant la nuit de grandes difficultés à uriner, produites par l'arrêt de graviers derrière la coarctation. J'essayai d'extraire un de ces petits calculs ; mais la manœuvre fut douloureuse et ne produisit pas le résultat que j'en attendais. Je pris le parti d'inciser le rétrécissement d'avant en arrière ; six calculs furent ensuite extraits avec facilité et sans douleurs vives, au moyen du crochet. Deux autres, arrêtés en avant de la courbure uréthrale, furent immédiatement saisis au moyen d'un petit lithoclaste, avec d'autant plus de facilité que le canal n'était pas rétréci en cet endroit. Il ne survint aucun accident à la suite de ces diverses opérations, que l'état du malade ne permettait pas de différer.

L'auteur que nous venons de citer emploie de préférence pour cette opération un uréthrotome à bascule à tige

longue, à l'aide duquel il pratique une série d'incisions su-
perficielles, qui rétablissent la continuité du canal. Si le
calcul est enchatonné, il conseille d'attendre quelques jours
avant de le retirer, afin de donner à la plaie le temps de
devenir moins irritable.

Nous ne parlerons qu'à titre curieux de la succion encore
employée en Russie, au dire de M. Vanzetti, par les
vieilles femmes qui y pratiquent la médecine. M. Baffos a
rapporté un cas de guérison par ce moyen. (*Archives de
médecine*, t. VIII.)

M. Bonnet (de Lyon) a tenté la dissolution des calculs
par une solution étendue d'acide chlorhydrique. M. Cloquet
a déposé au musée Dupuytren plusieurs calculs qui ont été
attaqués par ce procédé et dont la surface, creusée de dépressions irrégulières, annonce une action manifeste de
l'agent dissolvant. Mais c'est là une méthode qui pénétrera
difficilement dans nos mœurs chirurgicales.

La lithotritie uréthrale, qui a sans doute précédé et peut-
être inspiré la lithotritie vésicale, remonte à une époque
fort éloignée. Elle a été pratiquée par les Arabes, et Franco,
qui vivait au milieu du xvie siècle, décrit le procédé qu'il
employait et qui a été reproduit sans grande modification
par Ambroise Paré.

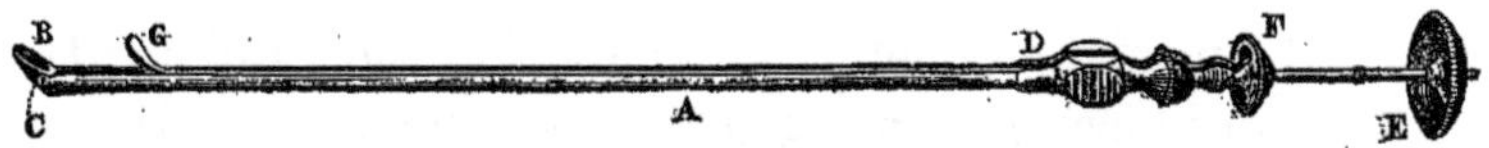

FIG. 7. — Lithotriteur uréthral.

A. Branche femelle. — B. Cuiller à demi redressée. — C. Articulation permettant de relever et d'abaisser la cuiller. —
D. Branche mâle. — E. Rondelle permettant de pousser la branche mâle en avant. — F. Ecrou destiné à relever ou à abaisser
la cuiller. — G. Bec de la branche mâle.

De nos jours on se sert de préférence du petit lithotriteur

uréthral construit par M. Mathieu, d'après les indications de M. Nélaton, et dont nous donnons le dessin ci-dessus, emprunté à l'ouvrage de M. Voillemier.

Quelquefois on obtient le broiement de la pierre avec la seule pince de Hunter. Mais si le calcul est volumineux, il devient de toute nécessité de recourir au lithotriteur de M. Nélaton ou de M. Dubowisky.

Cette opération est encore assez diversement jugée. Complétement repoussée par les uns, elle est énergiquement défendue par les autres. M. Ségalas dit l'avoir souvent employée avec avantage. Dans une circonstance, M. Voillemier a pratiqué avec succès l'éclatement du calcul à l'aide d'un tire-fond. Le calcul avait été préalablement percé avec un foret. Il suffit d'imprimer quelques tours à l'instrument pour rompre la pierre, dont les éclats furent ensuite retirés isolément. (*Traité des Maladies des voies urinaires*, p. 317.)

L'uréthrotomie externe, moins fréquemment pratiquée ici que dans les régions plus profondes, doit cependant être mise en usage lorsque les autres moyens ont échoué ou que leur emploi est contre-indiqué dès le début. C'est ainsi qu'elle a été employée avec succès dans les cas précédemment cités de M. Michon, de M. Ulécia et de M. Lanzert.

Le manuel opératoire est fort simple : après avoir fixé la pierre au moyen d'une ligature, l'opérateur fait tirer sur le prépuce en avant, et incise les tissus couches par couches, sur la ligne médiane, dans le sens de la longueur du canal. L'incision extérieure doit dépasser en haut et en bas les limites du calcul et être plus étendue que l'ouverture pratiquée à l'urèthre pour éviter l'infiltration urineuse. Comme dans la méthode de Celse, on se dirige, pour inciser les tissus, sur le calcul lui-même. Les anciens pratiquaient l'ou-

verture du canal au côté externe, mais c'est là une pratique
défectueuse et qui ne doit pas être imitée.

Pour hâter la cicatrisation de la plaie, quelques chirurgiens ont eu recours à l'emploi des serres-fines. Ce moyen
n'a rien d'irrationnel et il est d'un bon exemple.

Une précaution indispensable est de maintenir une sonde
à demeure dans l'urèthre, pendant toute la durée de la réparation, tant pour prévenir l'infiltration urineuse, que pour
empêcher le canal de se cicatriser vicieusement.

Cette opération ne présente pas de gravité ; cependant
elle peut être suivie de fistule et la cicatrisation se fait le
plus souvent attendre un assez long temps. Aussi ne devra-
t-elle être employée qu'avec réserve et constituer pour ainsi
l'*ultima ratio* du chirurgien.

Elle est indiquée lorsqu'il existe une infiltration urineuse
des régions voisines. M. Béraud l'a pratiquée dans ces conditions chez un malade dont il rapporte à peu près ainsi
l'observation.

Un homme âgé de trente-huit ans est entré, le 13 septembre
dernier, à l'hôpital Saint-Antoine, pour un calcul de l'urèthre
accompagné d'une infiltration urineuse étendue aux bourses et
à une partie de la région périnéale antérieure. Cet homme a
été atteint plusieurs fois de gravelle, et, depuis l'âge de quinze
ans, il est en proie à une dysurie plus ou moins violente. Il y
a quatre ans, en se sondant, il a senti manifestement une
pierre très-profondément située dans son canal. Il y a deux
mois, cette pierre est venue se fixer à la partie moyenne de la
verge, où depuis elle a été constamment sentie. Quelques jours
avant son entrée, il se rendit chez un pharmacien qui le cathé-
térisa avec effort, au moyen de sondes de gomme élastique et
d'une sonde métallique. Une hématurie assez violente suivit
ces tentatives.

Au moment de l'entrée, il existe un gonflement considérable
des bourses, qui présentent le volume des deux poings ; la verge

et le périnée participent à ce gonflement. La peau du scrotum est luisante, sèche, distendue, d'une couleur rosée dans les parties latérales, mais déjà bleuâtre à la partie médiane dans toute l'étendue du raphé. La peau de la verge, moins distendue, est rouge, œdémateuse. Le périnée est moins gonflé, quoique rouge. Le toucher fait reconnaître de l'empâtement, de l'œdème dans toutes ces régions. Souffrances vives, peau chaude, langue sèche, pouls petit et fréquent. M. Béraud pratique sur le scrotum sept ou huit incisions. Une incision semblable est faite à la partie médiane du périnée. Il s'écoule un liquide assez abondant, de couleur et d'odeur urineuses. On constate la présence dans le canal d'un corps dur, volumineux, situé vers le milieu de la région spongieuse. La sonde ne pénètre que par un mouvement brusque, en surprenant pour ainsi dire le canal; elle est laissée à demeure.

Le surlendemain, une eschare bien limitée se montre sur le scrotum. Les tentatives d'extraction avec la pince de Hunter et la curette de Leroy (d'Etiolles) ayant échoué, ainsi que le broiement du calcul, M. Béraud se décide à pratiquer une incision sur la ligne médiane du périnée, à deux centimètres en arrière de la racine des bourses, ou plutôt il se sert de l'incision qui a été pratiquée le premier jour sur le périnée, en l'agrandissant un peu. Une sonde est introduite dans le canal jusqu'au corps étranger, et, en se guidant sur elle, on arrive au calcul. Celui-ci est trouvé comme enkysté dans la paroi de l'urèthre, en avant du bulbe; il occupe la partie inférieure du canal, un peu à droite; il est baigné dans un détritus gangréneux. L'extraction est assez laborieuse. M. Béraud l'énuclée en quelque sorte; ce calcul possède le volume d'une datte avec sa pulpe. Il est ovoïde, un peu pointu aux extrémités, d'une couleur grisâtre, et il pèse environ six grammes. Il est formé d'oxalate de chaux, d'un peu de carbonate avec traces d'acide silicique.

Quinze jours plus tard, le malade était en voie de guérison. La perte de substance consécutive à l'eschare s'étendait depuis deux centimètres en arrière du gland jusqu'à la partie la plus reculée de la portion spongieuse. (*Société de chirurgie*, 1864.)

Quelquefois il arrive que la nature elle-même complète les incisions pratiquées par le chirurgien au voisinage du canal dans le but de combattre une complication et achève l'œuvre commencée par l'homme de l'art.

Un enfant de huit ans, entré dans le service de M. Guersant pour une rétention d'urine causée par un calcul de l'urèthre, fut pris d'infiltration urineuse. Le chirurgien ayant pratiqué de larges incisions, au bout de quelques jours le calcul sortit spontanément par une des plaies. Le malade a guéri sans accidents. (*Gazette des Hôpitaux*, 1845.)

CALCULS DE LA PORTION BULBEUSE

La portion bulbeuse de l'urèthre, étendue de l'aponévrose moyenne du périnée à l'union des racines des corps
caverneux au niveau de la symphise pubienne, forme une région intermédiaire à la portion membraneuse et à la partie
libre du canal. Séparée de la portion membraneuse par un
resserrement qui a reçu le nom de collet du bulbe, elle se
continue en avant sans transition sensible avec la portion
pénienne. A sa partie moyenne, elle offre un renflement
assez considérable, intermédiaire comme dimensions à la
portion prostatique et à la fosse naviculaire. Ce renflement,
qui correspond à la courbure du canal, est une cause puis-
sante d'arrêt pour les calculs. Civiale les considère comme
fort rares ; mais nos recherches ne s'accordent pas avec
cette assertion. Les calculs que l'on y trouve viennent
presque tous de la vessie. Ils y acquièrent des dimensions
parfois considérables. Texier en a retiré un qui pesait deux
onces. Dans le cas précédemment cité de M. Haynes Walton,
il mesurait quatre centimètres de long et deux centimètres
et demi de large. Enfin M. Grube a extrait par l'uréthro-

tomie un calcul pesant cinq onces et sept drachmes et dont nous donnons ici l'observation complète.

Boris Dolgoff, âgé de treize ans, s'est aperçu deux ans environ avant son admission, après une course à cheval, de la présence d'une substance dure dans l'urèthre. Après de vives souffrances, un abcès s'est ouvert à la partie moyenne de la portion spongieuse. A son entrée, on constate au niveau de l'arcade des pubis un calcul uréthral, avec un trajet fistuleux par lequel s'écoule la plus grande partie de l'urine. L'état du malade est très-mauvais. Le lendemain on retire par l'uréthrotomie le calcul avec beaucoup de peine, à cause de son volume et de sa fragilité.

Trois semaines plus tard, l'urèthre était libre, et il n'y avait pas d'incontinence d'urine. Le malade, revu trois ans plus tard, continuait à se bien porter.

La pierre pesait 5 onces 7 drachmes. M. Grube a donné un dessin de ce calcul remarquable qu'il considère comme unique (Berlin, *Klin. Woschenschrift,* 1867, n° 5.)

Nous pouvons rapprocher de ce fait le cas de M. Lanzert, que nous avons étudié à la région pénienne et que nous eussions pu avec tout autant de raison placer ici, puisque le calcul était mixte.

L'existence des calculs dans cette région peut remonter à une époque fort éloignée. En raison de la dilatabilité plus grande, la tolérance de l'organisme y est plus parfaite que dans la région précédente. C'est ainsi que, dans le cas de M. Haynes Walton, la maladie durait depuis cinquante ans.

Cette tolérance a cependant des limites et le calcul peut très-bien déterminer la perforation du canal. M. Koller de Héchingen a publié en 1829 dans le *Wurt. corresp. Blatt* une observation où il considère les choses comme s'étant passées ainsi.

Les calculs de cette région peuvent être uniques ou multiples. Dans un cas rapporté [par M. Mazzoni au congrès médical international, il existait deux calculs, articulés l'un sur l'autre, suivant les mouvements normaux du pénis sur le scrotum. La même disposition se retrouve dans le cas de M. Lanzert. Enfin, dans un cas observé par Lisfranc et par Civiale et que nous donnerons en entier dans le chapitre suivant, il y avait à la fois un calcul à la région bulbeuse et deux calculs articulés à la région membraneuse.

La forme n'a rien de fixe ; cependant quelquefois elle rappelle celle de la région même, on peut voir cette disposition sur un calcul représenté plus loin et qui a été extrait par M. Beurdy.

Les lésions anatomiques n'ont rien de bien particulier et qui ne soit une reproduction peu éloignée de ce que nous avons observé à la région précédente. Cependant l'infiltration urineuse s'y présente sous un jour un peu plus grave. Sans doute, comme dans le cas précédent, elle reste limitée à la loge périnéale inférieure ; mais la laxité du tissu cellulaire permet une extension beaucoup plus rapide du liquide désorganisateur.

Les symptômes se produisent ici avec cette variété que nous avons signalée comme un des caractères propres aux calculs de l'urèthre. La présence du calcul peut être complétement latente. C'est ainsi que M. Chapman de Wandsworth retira par une incision un calcul d'un volume assez considérable chez un malade qui n'avait jamais éprouvé de difficulté d'uriner, ni même soupçonné qu'il pût être atteint de la pierre. (*Philos. Trans.*, t. XII.)

Ailleurs il existe des troubles plus ou moins notables de la miction ; le passage de l'urine est douloureux ; l'écoulement ne se fait que goutte à goutte ou est même complètement suspendu. Le canal de l'urèthre se dilate en arrière de l'obstacle et devient fluctuant. Le palper extérieur fait constater au niveau des bourses une tumeur très-dure. Une sonde introduite dans le canal est arrêtée et donne à la percussion la sensation d'un corps solide. Si les calculs sont multiples, on perçoit une sorte de crépitation.

Quelques malades souffrent d'incontinence pendant la marche seulement, d'autres sont atteints d'un véritable écoulement purulent, lié à une uréthrite symptomatique. Chez d'autres on a observé des érections et de l'hématurie. Enfin, dans quelques cas, la miction ne peut s'exécuter qu'à la faveur d'un artifice que l'expérience a suggéré au patient. Pour produire l'entier écoulement de l'urine, un malade était obligé de s'accroupir et de se tirer avec force les testicules et le scrotum. M. Ségalas a soigné un capitaine qui portait sept pierres, et qui pour surmonter l'obstacle au cours de l'urine, les saisissait avec ses doigts à travers le périnée, les disposait en chapelet et ouvrait ainsi une voie à l'urine.

Diverses complications peuvent survenir. Le canal peut se rompre en arrière de la pierre et amener la mort par infiltration urineuse. En 1828, M. Thouret a fait voir à la Société anatomique l'urèthre d'un homme qui avait succombé à cet accident et qui présentait en arrière d'un rétrécissement une crevasse et à la même hauteur trois petits calculs ayant concouru à rétrécir encore le calibre du canal.

Il est peu de maladies qui dans cette région puissent se montrer avec les caractères que nous venons de décrire et en imposer au chirurgien. Cependant, il existe une lésion, rare à la vérité, mais qui lorsqu'elle se produit peut apporter les obstacles les plus sérieux au diagnostic et créer un véritable embarras, même aux hommes les plus exercés. Nous voulons parler du cystocèle avec des calculs dans son intérieur.

L'erreur étant plus facile à commettre encore au sujet des calculs du scrotum, nous relaterons à ce moment les faits curieux que les auteurs nous ont laissés de cette curieuse affection. La diagnostie s'établira ici sur l'absence de troubles dans la miction et sur la perméabilité du canal. Le toucher extérieur surtout permettra de reconnaître une tumeur plus superficielle, souvent réductible et fluctuante.

TRAITEMENT.

Les différents modes de traitements que nous avons décrits précédemment sont applicables ici sous le bénéfice des mêmes réserves. Il y a en outre quelques particularités à noter. Ainsi, l'extraction échoue plus fréquemment peut-être qu'à la région pénienne. Elle a été tentée sans succès par M. Guersant dans une observation que nous lirons plus loin. M. Beurdy a vu une épididymite succéder à son emploi.

La pression d'arrière en avant a été employée avec succès par M. Jacques dans le cas suivant :

Le 15 novembre 1839, un enfant de deux ans fut tout à coup pris de douleurs très-vives dans la verge, avec impossibilité d'uriner. La verge entra en érection; le prépuce œdématié formait obstacle à l'issue de l'urine; on sentait une fluctuation dans le trajet de l'urèthre. Après quelques recherches, soit avec des bougies qui allèrent jusqu'à la vessie, soit avec la main, le chirurgien reconnut au scrotum un corps dur, assez volumineux, qu'un stylet montra être un calcul. En pressant entre les doigts ce corps d'arrière en avant, on put le faire arriver jusqu'au gland, où il fut saisi avec une pince à dissection et enlevé. Le calcul avait 9 millimètres de diamètre (*Archives de la médecine belge*, 1840).

L'uréthrotomie externe reste, comme dans la région précédente, la grande ressource chirurgicale, lorsque les autres moyens ont échoué. M. Voillemier décrit cette opération de la manière suivante. Un aide prend un testicule dans chaque main et les porte sur les côtés de la verge, de façon à tendre la peau modérément. Le chirurgien incise la peau sur le raphé et, recommandant à l'aide de tirer également sur chaque testicule, il prend le plus grand soin de ne pas s'écarter de la ligne médiane. La plaie du scrotum doit être plus longue que celle du canal et lui correspondre exactement.

Cette opération a été pratiquée avec succès dans l'observation suivante, intéressante à plus d'un titre, que nous devons à M. Beurdy, médecin-major à l'hôpital de Batna :

Thar Ben Saïd, âgé de 47 ans, de la tribu des Ouled Hamla, est entré à l'hôpital de Batna, le 26 mai 1864. Depuis quatre jours seulement, au dire du malade, il éprouve de la difficulté à uriner, et à son entrée la miction ne s'est pas faite depuis dix-huit heures.

Le canal de l'urèthre n'est libre que jusqu'à la partie antérieure du périnée. A la racine postérieure des bourses, la sensation perçue par l'instrument et même par l'oreille est celle d'un corps dur, rugueux, infranchissable, qui obstrue la totalité du canal. En explorant le périnée avec le doigt, on sent distinctement un corps étranger faisant suite à la sonde. On distingue même par ce moyen, d'une manière assez complète, sa forme bilobée. Après cette première exploration, le malade urine assez facilement, l'instrument ayant probablement déplacé le calcul.

Les jours suivants, des sondes de gros calibre sont progressivement introduites dans le but de faciliter le cheminement des corps étrangers. Le malade urine assez facilement.

Avant d'aller plus loin, il est bon de préciser la situation occupée par le calcul, ce qui expliquera l'insuccès des tentatives d'extraction pratiquées plus tard.

Ce corps A est dirigé d'arrière en avant ; sa petite extrémité *a* occupant la partie antérieure et sa grosse extrémité *b* la partie postérieure. Le côté *a, c, e, b* longe la paroi supérieure du canal, le côté *a, d* le bord inférieur, et la courbure *d, f, b* la cavité du bulbe, sur laquelle elle se moule. Le point *c, d,* forme un col légèrement rétréci, embrassé par la muqueuse.

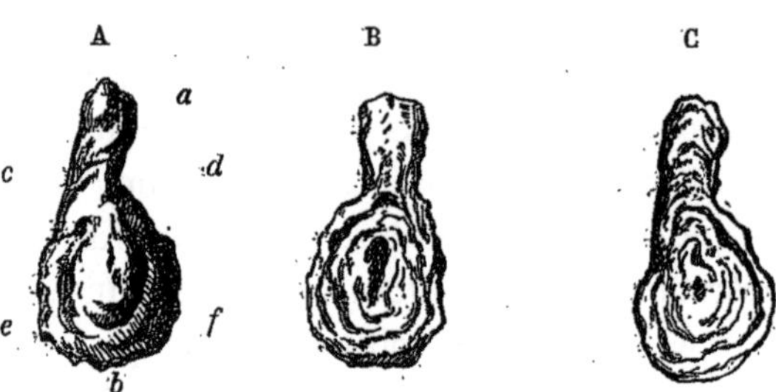

FIG. 8. — Calcul de la portion bulbeuse (grandeur naturelle).

A. Aspect du calcul avant sa division.
B. et C. Section du calcul selon la longueur.
FIG. A — $ab = 0^m,024$.
$\qquad cd = 0^m,005$.
$\qquad ef = 0^m,012$.

Les essais pour faire cheminer le calcul et les dissolvants étant restés sans résultat, le 10 juin on fait une tentative d'extraction avec la pince de Hunter. Le calcul est parfaitement saisi par sa partie accessible *a*, mais il résiste à une traction forte et réitérée. Le lendemain, épididymite du côté droit, qui reparaît quinze jours plus tard à la suite d'une nouvelle opération.

Après une série de tentatives infructueuses, M. Beurdy se décida à extraire le calcul par le périnée. Faisant saillir la pierre autant que possible, il pratiqua d'avant en arrière sur le raphé une incision partant de la racine des bourses et s'étendant jusqu'à 3 centimètres en arrière. Il arriva ainsi couche par couche sur la grosse extrémité du calcul qu'il découvrit complétement du point *d* au point *f* (fig. A), et du point *f* au point *b* (même figure). Une pince à disséquer saisit alors la pierre, qui fut extraite sans résistance. Une grosse sonde en gomme élastique fut alors introduite dans l'urèthre, et la plaie réunie par trois points de suture.

Le malade a guéri sans fistule. Le calcul pesait 1 gramme 98; il était composé d'urate de chaux et d'ammoniaque (*Mémoires de médecine militaire*, t. XVIII, 3° série).

L'uréthrotomie externe a été faite avec un égal succès par Texier, chirurgien militaire à Versailles. La relation de ce fait, qui se trouve aux archives du Conseil de santé, nous a été communiquée par M. Larrey, à qui nous sommes redevable de plusieurs documents pleins d'intérêt.

Le citoyen Langevain, âgé de quarante-cinq ans, éprouva dès sa plus tendre jeunesse des accidents du côté des voies urinaires. Il était sujet tantôt à la rétention, tantôt à l'incontinence d'urine. Dès l'âge de dix-sept ans, il éprouvait de fréquentes érections, suivies d'éjaculations séminales et accompagnées de fortes hémorrhagies. Ces accidents ont augmenté avec l'âge. La rétention n'a jamais cependant été totale, parce que l'instinct ou le hasard avait appris à ce citoyen qu'il produisait l'entier écoulement de ses urines en s'accroupissant et en se tirant avec force les testicules et le scrotum. Depuis dix ans, Langevain a eu des douleurs qui étaient facilement calmées par le repos.

Le 20 nivôse, il vint me voir. Il avait alors un écoulement de matières purulentes accompagnées de cuissons très-vives, qu'il était impossible de prendre pour une gonorrhée, puisqu'il n'avait pas vu de femmes depuis quinze ans. Le scrotum et les testicules étaient très-enflés. Lorsqu'il urinait, il sentait une douleur très-vive dans la totalité du canal. En examinant attentivement le malade, je découvris dans le scrotum, entre les deux testicules, une tumeur très-dure qui présentait la forme et la grosseur d'un œuf. Son siége et sa dureté me firent présumer que c'était une pierre. Pour m'en assurer, j'introduisis une algalie dans le canal, et mon doute se tourna bientôt en certitude.

Je lui pratiquai l'opération de la manière suivante : le malade placé comme pour la taille ordinaire, je fis soulever les bourses et tendre le canal. Avec un bistouri droit, je fis une incision convenable sur la partie postérieure du scrotum. Je portai l'index dans la plaie pour découvrir le canal qui était caché par l'empâtement du scrotum. Je fendis le canal sur la tumeur même, qui me servit de point d'appui, et je retirai avec mes doigts une pierre murale pesant deux onces. Cette pierre, d'une couleur blanchâtre, raboteuse à sa surface, amincie à ses extrémités, était renflée à son centre avec trois apophyses qui lui donnaient la forme d'un oiseau auquel on aurait coupé la tête. Sondes à demeure. Vingt jours plus tard, la cicatrisation était complète.

A la suite de l'uréthrotomie externe, M. Guersant a observé une infiltration urineuse qui, jointe à une angine pseudo-membraneuse, détermina la mort du malade. A l'autopsie on trouva la vessie hypertrophiée, le rein droit ramolli, et dans la cloison recto-vésicale un épanchement purulent qui s'étendait jusqu'au tissu cellulaire sous-péritonéal. Le pus avoisinait presque partout la vessie et remontait jusqu'à la fosse iliaque droite. (*Gazette des Hôpitaux*, 1841.)

CALCULS DANS LA PORTION MEMBRANEUSE

La portion membraneuse de l'urèthre, étendue du collet
du bulbe au sommet de la prostate, est limitée en
bas par l'aponévrose moyenne du périnée, et contenue par
conséquent dans la loge supérieure du périnée. Sa hauteur
est généralement évaluée à 15 millimètres. Dans l'état de va-
cuité c'est la partie la plus resserrée du canal. Mais par
contre, elle jouit d'une extensibilité considérable. Aussi
n'est-il pas rare de voir les calculs qui y sont contenus prendre des proportions vraiment prodigieuses. Cette extensibilité de la portion membraneuse ne porte pas seulement sur
le calibre du canal, elle peut se faire sentir dans le sens de
la longueur. Par exemple lorsqu'un calcul s'y est développé
lentement, cette partie du canal peut se trouver allongée, et
il en résulte que la prostate est refoulée en haut avec le col
de la vessie qu'elle supporte.

Cette dilatabilité de la portion membraneuse, son voisinage de la vessie et par-dessus tout le resserrement du canal
au collet du bulbe, rendent compte de la fréquence des
calculs en ce point. La multiplicité des rétrécissements à la
portion bulbeuse est aussi une cause adjuvante.

Leur présence est généralement mieux tolérée que dans les autres parties du canal. C'est ici surtout qu'on les voit repousser les parois, se creuser de véritables loges, s'enchatonner pour ainsi dire. Il en résulte que ces produits demeurent quelquefois dans l'urèthre un temps considérable. Camper a rapporté l'observation d'un vieillard qui avait été sondé pour la pierre dès son enfance, et à qui l'on retira une pierre uréthrale de 160 grammes. M. Ollier en a extrait une qui durait depuis 34 ans. Suivant Civiale le développement se fait surtout suivant les régions latérale et inférieure du canal.

La portion du canal en arrière du calcul se dilate quelquefois au point de produire un véritable effacement du col et de créer en avant de la vessie, une sorte de réservoir surnuméraire, qui contient habituellement une certaine quantité d'urine. Cette disposition en a même quelquefois imposé aux chirurgiens qui, en voyant le liquide s'écouler, ont pu se croire dans la vessie même. Le réservoir urinaire subit généralement une atrophie correspondante. M. Crosse a cité l'histoire d'un homme à l'autopsie duquel il trouva le col vésical complétement dilaté, ne faisant qu'un avec la vessie, qui était phlogosée et contenait deux petits calculs (*Loc. cit.*, p. 30). M. Riecke a de même observé un homme qui succomba aux bout de quinze ans à une maladie de ce genre, terminée par une péritonite circonscrite, avec dépôt de pus entre la vessie et le rectum, et à l'autopsie duquel on constata en outre une poche longue d'un pouce et demi sur neuf lignes de large qui se confondait presque avec la vessie. (Hufeland, *Journ. der prakt. heilk.*, 1834, cah. 7, p. 7.) — On retrouvera la même disposition dans deux cas cités plus loin, dont l'un appartient à Civiale et l'autre à M. Bermond.

Les rétrécissements au niveau du bulbe, avons-nous dit,

sont une des causes les plus fréquentes de l'existence des calculs dans cette région. C'est ainsi que derrière un rétrécissement infranchissable pour lequel il pratiquait l'uréthrotomie externe sans conducteur, M. Demarquay a trouvé trois petits calculs à facettes. Civiale raconte avoir soigné un septuagénaire qui portait depuis vingt-sept ans, sous l'arcade pubienne, une coarctation qui fut négligée et qui amena des fistules au périnée. Le rétrécissement ayant été détruit par l'uréthrotomie interne unie à la dilatation, Civiale reconnut que la partie membraneuse était fort dilatée et sa surface tapissée par une couche de matières inorganiques, qu'il détacha avec la lancette, malgré leur vive adhérence. (*Maladies des organes génito-urinaires.*) Dans une excellente thèse soutenue en 1856 à la Faculté de Paris, M. Pro décrit plusieurs pièces déposées au musée de Hunter, où l'on retrouve bien nettement cette disposition.

La forme de ces calculs est généralement lisse, ovoïde ou arrondie. Quelques-uns cependant présentent à leur surface des rugosités qui facilitent leur adhérence avec la muqueuse. C'est dans cette région que nous trouvons un des plus beaux exemples de ces calculs à emboîtement réciproque, sur lesquels nous nous sommes étendu un peu longuement dans le chapitre des généralités. La pièce dont nous donnons le dessin ci-après a été recueillie par Lisfranc et se trouve aujourd'hui déposée au musée Civiale. La place de ce fait serait plutôt au chapitre des calculs prostrato-membraneux. Mais c'est là une transposition qui n'a pas autrement d'importance. Dans son *Traité de l'affection calculeuse,* page 375, Civiale relate ainsi les détails de cette observation :

Un adulte bien constitué souffrait depuis longtemps d'une pierre dans l'urèthre. M. Lisfranc me proposa de le soumettre à la lithotritie ; mais le volume du calcul aurait rendu le traitement trop long et la douleur trop grande. Après avoir balancé les avantages et les inconvénients respectifs des deux méthodes, on se décida pour la cystotomie. La nécessité d'inciser sur la pierre et sans conducteur rendit le premier temps

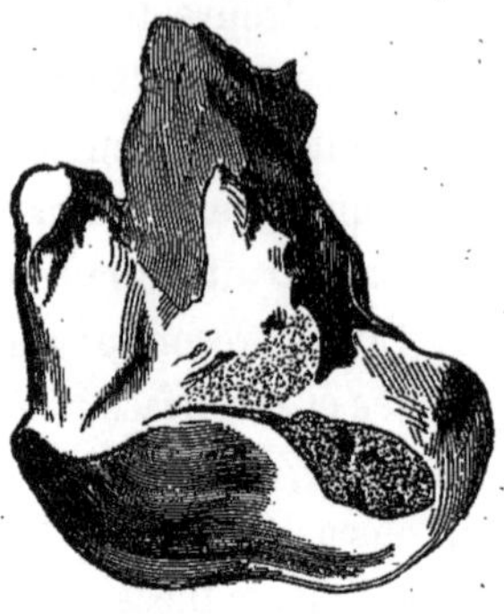

de l'opération long et pénible; les difficultés furent plus grandes encore pour exécuter l'extraction. On retira deux calculs réunis par des surfaces qui avaient la plus grande analogie avec l'articulation scapulo-humérale; ils formaient ensemble un corps ovoïde long de deux pouces sept lignes, sur dix-huit lignes de large et quatorze d'épaisseur. L'extrémité vésicale était la plus mince et se terminait par un tubercule, à neuf lignes de distance duquel on voyait deux éminences latérales, et une troisième inférieure, oblongue, aplatie latéralement, mais plus mince que les deux autres. L'extrémité opposée était régulièrement conoïde et n'offrait rien de remarquable. Le poids du tout était d'une once, trois gros et demi. En explorant la plaie on découvrit à sa partie antérieure, dans une ca-

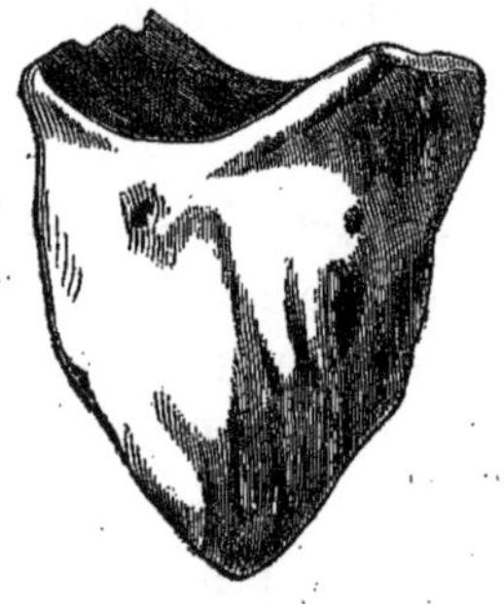

Fig. 9. — Calculs articulés.
Musée Civiale (carton 14, n° 21).

vité spéciale formée par la portion bulbeuse de l'urèthre, une troisième pierre pyriforme du volume d'une noisette, séparée des autres par l'espèce d'éperon qui existe entre les parties bulbeuse et membraneuse du canal : l'extraction de ce corps fut d'autant plus facile qu'il était libre et mobile dans sa cavité : une grosse sonde introduite par l'urèthre suffit pour le repousser vers la plaie. La guérison fut complète en moins d'un mois; la partie membraneuse, quoique ayant été distendue et étant restée si longtemps dans un état anormal, revint sur elle-même avec une promptitude surprenante.

Les calculs de la portion membraneuse peuvent être éliminés spontanément par un abcès du perinée. Cependant nous n'en donnons ici aucun exemple, parce que ceux que l'on trouve dans les auteurs ne présentent pas des caractères suffisants pour faire affirmer d'une façon absolue qu'il s'agissait bien de calculs du canal et non pas de calculs du périnée.

Une des complications fréquentes de cette maladie est la production de petits abcès au périnée, qui viennent s'ouvrir à l'extérieur ou dans le canal, quelquefois même dans les deux points à la fois. Civiale a vu un cas de cette nature dans lequel l'abcès s'ouvrit dans l'urèthre avant qu'on eût commencé l'opération. La *Gazette hebdomadaire* a emprunté en 1863 à *The american medical Times* un fait de ce genre publié par M. Sandfort (de Kéokuk) :

Elliot, âgé de douze ans, a commencé dès l'âge de trois ans à ressentir les symptômes ordinaires des calculs vésicaux. La difficulté dans la miction alla en augmentant et arrivait quelquefois jusqu'à la rétention compléte. En août 1862, une vive inflammation envahit le scrotum et les parties voisines ; un abcès se forma au périnée et fut suivi d'une fistule. Lorsque M. Sandford fut appelé à lui donner des soins, l'enfant était très-émacié et souffrait d'intolérables douleurs. Une sonde de petit calibre put être introduite jusque dans la vessie, et l'on put constater qu'il existait dans l'urèthre deux calculs et plusieurs autres dans la vessie. La taille fut pratiquée : le bistouri rencontra dans la partie membraneuse de l'urèthre un gros calcul tellement enchatonné qu'on ne put le retirer avec des tenettes, et qu'il fallut le dégager au moyen d'un levier d'acier promené alternativement sur tous les points de sa surface.

Une sonde de femme, introduite dans la vessie, permit de constater qu'elle était complétement remplie de calculs. L'incision fut agrandie, dilatée avec le doigt, et quelques-uns des plus gros calculs furent enlevés; les autres suivirent ensuite, à l'aide d'injections répétées. L'enfant guérit en quinze jours sans aucun accident. L'analyse chimique démontra que ces calculs, au nombre de 45, étaient formés de phosphate de chaux, d'ammoniaque et de magnésie.

Une autre complication, qu'on retrouve d'ailleurs à propos des calculs de toutes les régions, c'est l'infiltration urineuse, avec ses gangrènes consécutives. M. Civiale en a publié une observation intéressante dans son *Traité de la Lithotritie*, p. 164.

M. Fontaine, de Gonesse, âgé de quarante-huit ans, portait depuis dix ans, dans la portion membraneuse de l'urètrhe, une pierre du volume d'un très-gros œuf de poule. Lorsque je le vis, il existait au périnée un vaste abcès avec gangrène des parties. L'abcès ouvert, l'extraction de la pierre se fit sans douleur ni écoulement de sang : elle était très-friable et fut écrasée par la tenette. Le malade ayant succombé le troisième jour, on reconnut à l'autopsie que la vessie raccornie n'avait plus que le volume d'une petite noix ; sa face externe était d'un rouge noirâtre, et sa face interne envahie par un ulcère profond qui avait détruit une partie de la prostate ; la portion membraneuse formait une cavité dans laquelle on pouvait placer le poing ; sa surface interne présentait des ulcérations nombreuses. Tout le périnée, une partie de l'urèthre et du scrotum avaient été détruits par la gangrène.

Les calculs de la région membraneuse déterminent quelquefois des accidents plus éloignés. C'est ainsi que Sabatier a vu un homme chez lequel la suppression d'urine fut suivie de l'apparition, à la partie antérieure et inférieure du ventre, d'une tumeur que l'on prit pour un abcès et dont l'ouverture spontanée donna issue à de l'urine et à du pus. A l'autopsie on trouva l'urèthre obstrué par une pierre développée dans sa partie membraneuse : la vessie, qui contenait plusieurs autres petites pierres, présentait près de l'ouraque l'ouver-

ture de la fistule ; celle-ci formait un canal de deux pouces
entre les ouvertures vésicale et tégumentaire. (*Mém. de
l'Acad. des Sciences*, 1778.)

Ailleurs on a observé des perforations consécutives de la
vessie, avec des désordres péritonaux mortels. M. Bermond
raconte qu'un malade, âgé de cinquante-cinq ans, qui avait
été faible dans son enfance, se présenta à l'hôpital Saint-
Eloi, où M. Delpech lui retira d'abord un premier calcul
situé près de la fosse naviculaire. Le lendemain, un abcès
du scrotum étant survenu et l'existence de nouveaux calculs ayant été reconnue, on pratiqua l'uréthrotomie externe,
ce qui permit de retirer deux autres calculs. Les tenettes introduites une troisième fois pour extraire un calcul logé dans
un vaste cul-de-sac formé par la portion membraneuse dilatée, l'ayant chassé sans effort dans la cavité vésicale,
M. Delpech agrandit l'incision du canal, glissa un gorgeret
dans la vessie sans intéresser le col qui était très-dilaté, et retira le calcul qui avait la grosseur d'un œuf de pigeon. Le
malade succomba, et à l'autopsie on trouva une large solution de continuité à la paroi supérieure et postérieure de la
vessie, due manifestement à un travail ulcératif. Les portions prostatique et membraneuse étaient énormément di-
latées, ainsi que les uretères et les calices du rein gauche.
(*Bulletin clinique de Montpellier*, 1831).

Les troubles fonctionnels ne sont pas toujours intenses ;
cependant il existe, dans la plupart des cas, des troubles de la
miction. Chez quelques-uns, la rétention d'urine est complète. D'autres présentent de l'incontinence dans la position
horizontale seulement. On a observé plusieurs fois un écoulement purulent. Le symptôme douleur est généralement
moins marqué que dans les régions moins extensibles. Sauf
quelques cas particuliers, la sonde est arrêtée après avoir

franchi la courbure du canal et donne la sensation spéciale propre aux corps solides. Le toucher extérieur est assez infidèle; mais par contre le toucher rectal permet, dans bon nombre de cas, non-seulement de reconnaître la présence du calcul, mais encore d'en déterminer la forme et l'étendue.

Nous ferons ressortir plus loin les caractères propres à les distinguer des calculs qui se développent dans la même région, mais en dehors du canal.

TRAITEMENT.

Le traitement des calculs de cette région présente plus de difficultés encore qu'à la portion bulbeuse. En effet, non-seulement les calculs sont plus profondément situés, ce qui leur permet déjà d'échapper plus facilement à l'action des instruments, mais le resserrement du canal au niveau du collet du bulbe rend la manœuvre plus difficile. L'extraction directe y est rarement couronnée de succès. M. Voillemier conseille de remplacer les instruments droits par des pinces longues, recourbées à leur extrémité.

La lithotritie y est hérissée de difficultés. La région trop étroite se prête mal au jeu des instruments et expose à des lésions graves du canal. Puis, la pierre une fois brisée, la seule extraction des fragments devient une opération fort laborieuse. Une discussion s'étant élevée en 1851 à la Société de chirurgie sur la valeur de ce moyen, M. Chassaignac a résumé la discussion en disant que cette opération était mauvaise. A l'appui de cette opinion nettement formulée, l'honorable chirurgien a apporté deux faits nouveaux dans lesquels la lithotritie a été inutile ou désastreuse. M. Leroy (d'Etiolles) a dû dans plusieurs cas renoncer à son emploi. Dans une autre circonstance, M. Fleury raconte que l'instrument lithotriteur étant resté engagé dans l'urèthre, il fallut pratiquer une incision extérieure, par laquelle on retira le calcul et l'instrument. (*Société anatomique*, 1827.) Civiale a cependant réussi à pratiquer cette opération en arrière d'un rétrécissement, ce qui indique que, si elle doit être employée avec réserve, elle ne doit pas être proscrite d'une façon absolue.

. M. Boinet est parvenu à retirer un calcul long de trois centimètres et large de cinq millimètres environ, par la pression directe avec le doigt introduit dans le rectum, unie à l'emploi de la sonde cannelée. (*Société de chirurgie*, 1858, p. 524.)

Mais ces moyens sont insuffisants dans la plupart des cas, et l'homme de l'art, à bout de ressources, est réduit à ouvrir au calcul une voie artificielle à travers les tissus du périnée.

Reste donc à établir quels sont les procédés de taille qu'on devra choisir de préférence et à les décrire.

La plus anciennement connue est la taille médiane, qui compte encore aujourd'hui beaucoup de partisans. Elle se pratique en faisant la section du périnée sur la ligne médiane suivant le raphé. Cette incision comprend à peu près nécessairement le bulbe, surtout chez les vieillards, où il est très-voisin du rectum. Comme dans la méthode de Celse, le chirurgien se guide sur le calcul lui-même. Pour le rendre plus saillant, il est d'une bonne pratique d'introduire le doigt dans le rectum et de presser sur lui de haut en bas et d'arrière en avant. Une fois la section des tissus terminée, le chirurgien extrait le calcul, soit avec des tenettes, soit avec une sonde cannelée, dont il se sert en guise de levier pour faire basculer le corps étranger. Cette extraction n'est pas toujours aussi simple et présente parfois des difficultés presque insurmontables ; mais nous y reviendrons à propos des faits particuliers.

Quelques chirurgiens considèrent comme dangereux et incertain le procédé qui consiste à se diriger sur le calcul comme guide. M. Chassaignac a particulièrement insisté sur les inconvénients de cette manière de faire. On doit préférer, si la chose est possible, l'introduction jusque dans la vessie d'un cathéter qui passe au-dessus ou mieux au-dessous du calcul et qui sert de guide à l'opérateur. Lorsque le cathéter est arrêté au niveau de l'obstacle, le chirurgien va à la recherche de l'extrémité antérieure de l'instrument, ouvre le canal à son niveau, introduit par cette boutonnière une sonde cannelée qui longe toute la face inférieure du calcul et pratique sur elle un débridement proportionné à la longueur du calcul. Cette façon d'opérer est plus sage que la première ; elle expose moins aux fausses routes et elle sera préférée par tous les chirurgiens prudents.

La taille médiane peut être conservée pour les calculs peu volumineux : mais on devra se souvenir que la voie qu'elle ouvre aux calculs est peu étendue, qu'elle expose par conséquent à la contusion des tissus ; enfin, qu'elle ne réserve pas autant que d'autres méthodes la faculté de pratiquer plus tard la taille vésicale, si cela est rendu nécessaire par l'existence d'un calcul de la vessie. Or, c'est là une complication qui se rencontre toujours fréquemment et qu'il n'a pas été possible de constater préalablement, à cause de l'obstruction du canal par la pierre uréthrale.

La taille latéralisée, qui n'est point passible de ce dernier reproche, est préconisée par M. Voillemier et par M. Chassaignac. La taille bilatérale est au contraire préférée par Dupuytren, par Michon et par Lenoir.

Toutes ces méthodes sont bonnes, selon l'usage qu'on en

fait et suivant les circonstances où on les applique. Mais d'une façon générale, elles exposent à n'ouvrir au calcul qu'une voie insuffisante. De plus, le canal est ouvert dans un point correspondant à l'extrémité inférieure du calcul, c'est-à-dire dans un point désavantageux pour le saisir et l'extraire, surtout s'il s'agit d'un calcul envoyant un prolongement du côté de la prostate ou de la vessie. Aussi préférons-nous la méthode qui a été proposée par M. Demarquay et qui consiste à attaquer la portion membraneuse par une véritable taille prérectale. C'est là d'ailleurs une opération applicable à tous les calculs de la région profonde de l'urèthre et dont l'indication se présente surtout pour les calculs prostatiques et pour les calculs mixtes s'étendant de la vessie aux régions prostatique et membraneuse. Aussi eût-il été préférable peut-être de l'étudier dans les chapitres consacrés à ces questions. Mais nous en serons quitte pour y revenir dans tous ces cas particuliers.

Voici comment M. Demarquay décrit lui-même le procédé qu'il conseille : « Une incision courbe, partant des parties latérales de l'anus, passant à huit ou dix lignes de cet orifice et intéressant toute la circonférence antérieure de cet organe, comme si le chirurgien voulait en faire l'ablation, respectant le bulbe et coupant les fibres du sphincter anal qui vont dans ce dernier organe, conduit dans l'espace triangulaire compris entre le rectum et l'urèthre. Le doigt porté dans cette incision donne la sensation du cathéter ou du calcul uréthral. Le rectum dans ce point étant réuni à l'urèthre par un tissu cellulaire lâche, se laisse disséquer avec facilité. Lorsque cette dissection a été poussée jusqu'à une certaine limite, le doigt déprimant la paroi antérieure de cet organe fait apercevoir les fibres antérieures du reléveur de l'anus, la portion membraneuse de l'urèthre,

la partie postérieure du bulbe et la partie antérieure de la
prostate ; l'œil et le toucher permettent de reconnaître à coup
sûr les parties que je viens d'indiquer.

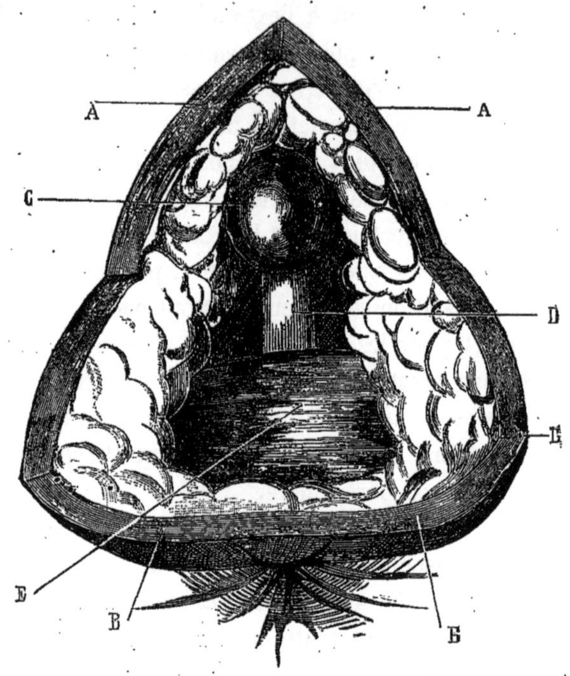

Fig. 10. — Triangle recto-uréthral.

A. et B. Section de la peau.
C. Bulbe de l'urèthre.
D. Portion membraneuse de l'urèthre.
E. Fibres du sphincter de l'anus.

« Si donc on veut extraire un calcul de la région membraneuse, une incision d'avant en arrière permettra aisément
cette extraction. Si même il se prolonge du côté de la prostate, il sera facile de l'extraire en intéressant la partie antérieure de cette glande ; de même que, s'il s'étendait du côté

du bulbe, une incision faite sur la ligne médiane et perpen-
diculaire à l'incision courbe permettrait encore de l'atteindre
en intéressant le bulbe. » (*Société de Chirurgie*, 1851.)

Un des principaux avantages de cette opération est de permettre d'attaquer les calculs par leur partie médiane et non
plus seulement par leur extrémité inférieure. De plus, si le
calcul est volumineux, l'espèce de section en T que l'on obtient en menant perpendiculairement à l'incision prérectale
une autre incision suivant le raphé médian, ouvre au chirurgien un champ beaucoup plus vaste que par tous les autres
procédés. C'est une ressource qui n'est point à dédaigner,
quand l'on songe à tous les obstacles que présente fréquemment l'extraction de ces calculs. Examinant les avantages et
les inconvénients de son procédé opératoire, M. Demarquay
avait admis la possibilité d'une inflammation gangréneuse
et même d'une fistule prérectale, et il s'en consolait en pen-
sant que c'était là du moins une lésion moins dangereuse et
moins rebelle aux agents thérapeutiques que la fistule recto-
uréthrale qui succédait si souvent à la taille recto-uréthrale alors en honneur. Mais l'expérience n'a point con-
firmé ces craintes. M. Demarquay a pratiqué un très-grand
nombre de fois, pour des rétrécissements infranchissables,
l'uréthrotomie externe sans conducteur qui n'en est qu'une
modification, et jamais il n'a vu de fistule dans cette région.
La gangrène n'a pas été davantage observée, non plus que
l'infiltration urineuse. C'est que la large ouverture faite aux
tissus livre une issue facile à la petite quantité d'urine qui
échappe à la sonde. Les seuls reproches qu'on puisse adresser
à cette opération, c'est d'être d'une exécution assez difficile
et d'exiger un assez long temps pour la réparation.

Nous ne parlerons de la taille recto-uréthrale que pour la
condamner. C'est une opération mauvaise et qui doit être

reléguée parmi les curiosités historiques. Le docteur Mazzoni a vu une fistule recto-prostatique succéder à son emploi pour l'extraction d'un calcul prostatique. Dans le rapport adressé par M. Demarquay à la Société de chirurgie,
on trouve l'observation d'une vieillard, auquel Leroy (d'E-
tiolles) pratiqua cette opération et qui, après divers accidents
inflammatoires et gangréneux, resta atteint d'une fistule
recto-uréthrale. (*Société de Chirurgie*, 1851.)

CALCULS DANS LA PORTION PROSTATIQUE

La portion prostatique de l'urèthre s'étend du sphincter vésical au sommet de la prostate. Elle traverse obliquement cette glande qui forme autour d'elle un anneau presque complet. Sa longueur, chez l'adulte, varie entre vingt-cinq et trente millimètres. Elle présente une forme évasée. Son calibre est assez considérable ; c'est la partie la plus renflée de l'urèthre. Par contre, son extensibilité est très-limitée par la prostate, qui, surtout vers sa base, lui oppose une assez vive résistance. Aussi les calculs n'y sont-ils généralement point très-volumineux. Cependant, lorsque la pression a été longtemps continuée, la prostate finit par céder, et les calculs peuvent alors acquérir des dimensions qu'on serait d'abord tenté de croire impossibles. C'est ainsi que nous donnons plus loin le dessin d'un calcul qui s'étendait de la vessie à la portion bulbeuse du canal, et qui, au niveau de la prostate, mesure plus de quinze centimètres de circonférence. Dans ces cas on trouve le tissu glandulaire en partie disparu, et la présence de la prostate n'est plus accusée que par l'existence de sa coque fibreuse.

Les calculs limités à la région prostatique même ne sont pas fort nombreux. En effet, ceux que l'on y trouve envoient le plus souvent, du côté de la vessie ou dans la direction du méat, des prolongements qui les transforment en autant de variétés qui méritent d'être envisagées isolément. C'est pourquoi nous étudierons successivement les calculs prostatiques proprement dits, les calculs prostato-membraneux, les calculs prostato-bulbeux, les calculs vésico-prostatiques, les calculs vésico-membraneux et enfin les calculs vésico-bulbeux. Les auteurs n'ont pas toujours apporté un soin rigoureux à spécifier le siége exact de ces calculs, qu'ils désignent souvent sous la dénomination vague de calculs de la région profonde de l'urèthre. Mais nous avons rejeté de cette étude tous les cas vagues et mal définis, bien convaincu que pour obtenir la stabilité, la condition première est de ne point bâtir sur le sable.

La plupart des calculs de cette région viennent de la vessie. La proximité de cet organe et l'absence de transition bien tranchée expliquent suffisamment cette migration. Deschamps attribuait la progression des calculs de la vessie dans la prostate à la position courbée en avant que les calculeux prennent pour uriner. Nous savons qu'il existe en outre ici une cause prédisposante spéciale, liée à la chute des concrétions prostatiques dans le canal. Civiale en cite plusieurs exemples personnels (*Traité de l'affection calculeuse*, p. 165). Wilson a connu un homme qui, en quinze ans, en a rendu plus de quatre fois le volume de sa prostate (*Lectures on the urinary and genital organs*, p. 354). Enfin, Terranens a trouvé à l'autopsie d'un vieillard les canaux déférents remplis de petites pierres d'une surface inégale qui obstruaient le passage de la semence et de l'urine (*Du gland*, c. 5.)

Le siége le plus fréquent de ces calculs est de chaque côté du verumontanum, dans les dépressions que l'on remarque en ce point. Cependant, tous ne sont pas placés dans le champ du canal. On en trouve parfois dans des loges creusées aux dépens des parties voisines, où ils échappent à l'action de la sonde. C'est une disposition que nous recommandons à l'attention des chirurgiens et qui a été très-bien représentée dans le dessin ci-après, emprunté à l'ouvrage de Crosse (*a Treatise on the urinary calculus*). Le toucher rectal, simple ou uni à l'emploi du cathéter, pourra seul mettre sur la voie du diagnostic.

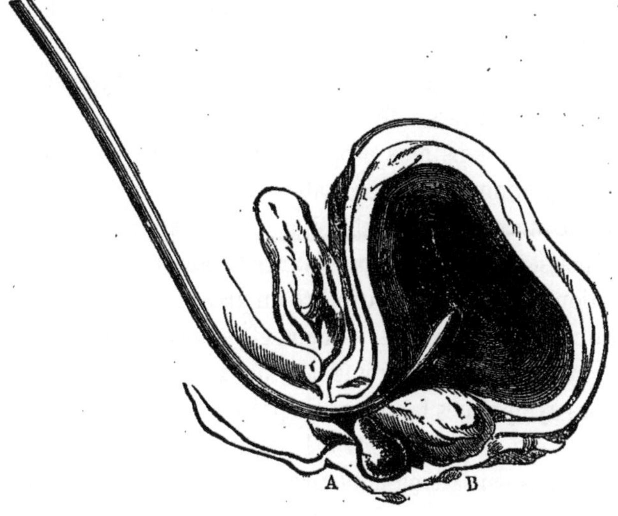

FIG. 11.

A. Calcul pyriforme dans une loge uréthrale.
B. Section de la prostate.

La forme des calculs de la portion prostatique rappelle quelquefois celle de la région dans laquelle ils se sont développés. M. Mazzoni a montré au Congrès international un calcul à trois noyaux où l'on remarque des dépressions correspondantes aux lobes de la prostate. Dans un autre fait, présenté en 1853 à la Société anatomique par M. Charrier, trois petits calculs à facettés s'unissaient pour former un anneau presque complet.

Le volume de ces calculs est très-variable. Dans un cas observé par M. Chassaignac, trois calculs réunis par des facettes formaient un tout simulant un calcul unique, de la grosseur de l'extrémité du pouce. Leur enchatonnement rendit leur extraction fort difficile (*Gazette des hôpitaux*, 1843).

M. Voillemier a fait remarquer que, dans ces calculs, le noyau était généralement situé près de la face supérieure, ce qui est une conséquence de leur développement plus marqué à leur face inférieure.

Comme lésions plus propres à cette région, on a signalé des altérations **de la prostate**, consistant principalement en une atro**phie de sa substance**, avec dilatation du canal et amincis**sement de ses parois**. M. Crosse a trouvé dans la portion **prostatique de l'urèthre** un gros calcul ovoïde d'acide urique **couvert d'oxalate** de chaux et pesant une once et demie. La prostate **avait entièrement** disparu (*loc. cit.*, p. 26).

Les symptômes **fonctionnels** présentent une grande similitude avec ceux **observés** à la région précédente. Ce sont les mêmes sensations douloureuses au périnée et à l'extrémité de la verge, avec des troubles divers de la miction. La sonde, arrêtée au niveau de l'obstacle, peut révéler la présence d'un corps dur rendant un son à la percussion. Mais la sonde détermine fréquemment la chute de ces pierres dans la vessie, et l'on ne perçoit alors de résistance qu'au début de l'exploration.

La profondeur de la région permet rarement de constater une tuméfaction extérieure. Le toucher rectal se retrouve ici avec toute sa supériorité, comme à la portion membraneuse. On distingue nettement la présence d'un corps dur et inégal engagé dans le col. Il est facile de s'assurer si le calcul envoie un prolongement dans la vessie ou dans les régions membraneuse et bulbeuse. On a donné comme un signe d'une grande valeur une douleur vive au moment de la pression; mais elle est loin d'être constante. Dans une observation qui se trouve aux archives du Conseil de santé militaire, M. Barudel a noté ce signe que, pour uriner librement, son malade devait exercer une forte traction sur la verge. Le toucher rectal ne révélait rien.

Le diagnostic offre quelquefois des difficultés, tant pour établir l'existence de la lésion, que pour la distinguer des maladies qui pourraient la simuler. C'est ainsi qu'on sera exposé à confondre ces calculs avec ceux de la vessie, avec la dégénérescence tuberculeuse de la prostate, avec l'hypertrophie générale de la glande et en particulier avec celle du lobe moyen.

Les signes fonctionnels sont essentiellement trompeurs. Ceux fournis par le cathétérisme ne sont pas non plus irrévocables, parce que le calcul peut être refoulé dans la vessie. Civiale dit s'être servi avec succès des bougies à empreintes. Le toucher rectal, pour être parfois faillible, donnera cependant, dans la plupart des cas, la clef du diagnostic. Lorsque l'un de ces signes viendra à manquer, le chirurgien trouvera généralement dans les autres des éléments suffisants pour arriver à la connaissance de la vérité.

Le toucher rectal sera également le mode d'exploration qui donnera les signes les plus précieux pour reconnaître l'hypertrophie de la prostate et la dégénérescence tuberculeuse. Dans cette dernière maladie, on sent à côté de points durs d'autres points ramollis ou fluctuants. M. Ricord a noté la coexistence d'un écoulement auquel il donne le nom de blennorrhagie tuberculeuse. Enfin, il existe le plus souvent une dégénérescence tuberculeuse d'un autre organe, tel que le poumon ou le testicule. On ne négligera pas non plus l'emploi de la sonde, qui fournira un certain nombre de signes négatifs précieux pour le diagnostic de l'hypertrophie prostatique.

TRAITEMENT.

La plupart des considérations que nous avons données sur le traitement des calculs de la portion membraneuse sont applicables ici. C'est ainsi que l'extraction directe doit être considérée comme impossible ou à peu près. Dans une circonstance, M. Barudel a réussi à déloger un calcul prostatique du poids de cinq grammes, à l'aide d'une pince recourbée servant à la fois de dilatateur et de pince d'extraction. Au bout de quelques jours, le calcul vint de lui-même se présenter au méat, où il fut retiré sans difficulté. Mais c'est là un cas exceptionnel. M. Larrey a vu ce moyen échouer entre les mains de Velpeau; et quinze jours plus tard, Vidal (de Cassis) dut pratiquer l'ablation du calcul par la boutonnière.

La lithotritie offre encore plus de difficultés qu'à la portion membraneuse, à cause de la dilatabilité moindre de la région. Aussi est-elle repoussée par la plupart des chirurgiens. On ne pourrait faire exception que pour ces cas de dilatations extrêmes où la portion prostatique forme une véritable vessie surnuméraire. Mais on sait combien cette disposition est difficile à reconnaître, et un chirurgien qui opérerait dans ces conditions croirait de bonne foi agir dans la vessie elle-même.

Cette région, si déshéritée au point de vue du traitement, offre au chirurgien une ressource qui mérite d'être prise en considération. Nous voulons parler du refoulement du calcul dans la vessie, qu'on a voulu également appliquer aux calculs de la portion membraneuse. Cette méthode, défendue par M. Ségalas, a été vivement attaquée par Velpeau et par Vidal (de Cassis), qui considéraient la manœuvre du lithotriteur comme beaucoup plus dangereuse dans la vessie que dans le canal. M. Voillemier a victorieusement combattu ces idées fausses, et démontré que la déchirure du canal, les abcès, les infiltrations urineuses et les abcès consécutifs qu'il est si habituel de rencontrer à la suite des opérations pratiquées dans le canal, constituaient des complications beaucoup plus redoutables que celles qu'on voit se produire à la suite de la lithotritie vésicale. Cette pratique du refoulement, repoussée avec raison par les anciens, qui ne possédaient pas les moyens d'action dont nous jouissons aujourd'hui, offre donc des avantages réels. On devra cependant y renoncer toutes les fois que le calcul sera trop volumineux, qu'il sera enchatonné ou qu'il présentera à sa surface des aspérités qui rendraient dangereuse sa progression dans le canal. Dans tous les cas, cette opération devra être faite avec beaucoup de prudence et sans avoir recours à la violence, comme toujours d'ailleurs lorsqu'on agit dans l'urèthre. M. Mercier a inventé un instrument spécial, son dilatateur du col de la vessie, auquel on pourra avoir recours avec avantage dans cette circonstance. Nous y reviendrons à propos des fragments calculeux consécutifs à la lithotritie engagés dans le col.

Comme pour les calculs de la région membraneuse, avec lesquels ils offrent d'ailleurs tant de points communs, on a appliqué à ceux que nous étudions ici un peu toutes les méthodes de tailles connues. C'est ainsi que Vidal (de Cassis) a eu recours à la taille médiane, M. Chassaignac à la taille latéralisée, Dupuytren et Michon à la taille bilatérale. Nous ne redirons point toutes les considérations qui nous ont fait préférer la taille prérectale, préconisée par M. Demarquay dès 1851, pour le traitement de ces calculs. Elles se retrouvent ici tout entières.

Cette opération a été pratiquée avec succès par M. Mazzoni, dans le cas suivant, où l'on voit l'auteur avoir recours à un crochet dont il a cherché à généraliser l'usage dans l'extraction de calculs de la région profonde de l'urèthre :

Un confiseur âgé de cinquante ans, ne pouvant plus uriner, m'envoya chercher. Il me dit que, sans aucune raison particuculière, depuis dix ans, il avait quelque souffrance dans l'émission de l'urine. Après quelques recherches, je pus constater qu'il avait un calcul volumineux de l'urèthre, dont l'extrémité postérieure finissait près de l'anus. Le jour suivant, j'en fis l'extraction par la méthode prérectale, et je découvris aisément l'extrémité postérieure du calcul, que je ne pus saisir par les tenettes, quoique je m'y fusse repris à plusieurs fois. Alors, mes efforts étant inutiles, je conçus l'idée de passer derrière l'extrémité du calcul un petit crochet (la branche femelle d'un lithoclaste ordinaire) et de le déplacer de son siége ; la partie supérieure du calcul se montra tout de suite au milieu de la plaie ; alors il put être saisi et extrait définitivement au moyen d'une tenette, en la tirant en arrière vers le rectum. Le malade guérit sans accident consécutif (*Congrès médical international*, 1867, p. 643).

Le même auteur a publié une autre observation, dont

nous avons déjà parlé, et qui est une condamnation nouvelle
de la taille recto-uréthrale.

L'histoire du calcul très-volumineux que je vous présente
appartient à un jeune homme, âgé de trente-cinq ans, marié
depuis dix ans, père de trois enfants et cocher de profession.
Il eut une rétention d'urine à l'âge de vingt-cinq ans, et il alla
à l'hôpital du Saint-Esprit de Rome, où on le guérit au moyen
d'une petite sonde de gomme qui passa dans le canal de l'urèthre
avec beaucoup de difficulté. Après dix ans, la même maladie
s'étant reproduite, il vint me consulter. Je reconnus une
grande pierre prostatique que j'ai opérée par la méthode recto-
prostatique. Le calcul fut aisément mis à découvert; mais les
essais pour le saisir avec des tenettes furent difficiles, douloureux et inutiles, et cette fois je dus recourir encore à mon
crochet dont je m'étais servi avec succès dans plusieurs circonstances, et avec lequel j'eus la satisfaction de le faire tomber promptement dans l'anus, d'où je pus le sortir avec les
tenettes, ayant d'abord dilaté l'anus par la méthode de Réca-
mier. Le malade guérit, mais il lui resta une fistule recto-
prostatique. Il urine quatre fois par jour par l'anus, sans
que pour cela il soit gêné dans l'exercice de sa profession de
cocher (*Ibidem*).

L'emploi du crochet dont M. Mazzoni s'est servi avec succès dans les observations précédentes, et qu'il a cherché à
ériger en méthode générale, consiste, comme on vient de le
lire, à passer derrière le calcul la branche femelle d'un lithoclaste ordinaire, et à presser sur lui d'arrière en avant.

L'auteur, qui a retiré de grands services de ce moyen
dans maintes circonstances, fait remarquer que les calculs
de la région profonde de l'urèthre, souvent coniques et trian-
gulaires, se présentent par une partie angulaire, ce qui fait
que l'instrument n'a pas de prise et tend à glisser toujours,
et que vouloir faire sortir les calculs prostatiques en les sai-

sissant par-devant serait la même chose que vouloir retirer un cône en le prenant par sa pointe, tandis qu'il suffit de le pousser de derrière en avant pour le faire sortir avec facilité et sans employer une grande force. Pour montrer le danger des tenettes, M. Mazzoni rapporte qu'il a assisté à l'opération d'un chirurgien pratiquant dans un grand hôpital, et qui voulant, coûte que coûte, retirer un calcul prostatique très-volumineux, après avoir employé pendant une heure une force extraordinaire, emporta le calcul et même une grande portion de la prostate.

Calculs prostato-membraneux.

Par leur forme extérieure et par leurs symptômes, ces calculs tiennent à la fois des calculs prostatiques et des calculs membraneux. C'est ainsi que leur extrémité prostatique reproduit assez fréquemment le moule de la région à laquelle elle correspond, tandis que la partie membraneuse présente plus volontiers un aspect rugueux, chagriné, beaucoup plus irrégulier. Cette particularité est, du reste, en rapport avec ce que nous avons observé un peu partout. L'état lisse d'un calcul est d'autant plus prononcé qu'il a éprouvé plus de résistance de la part des parties voisines dans son développement. Or, on sait qu'à la portion membraneuse cette résistance est beaucoup moins marquée qu'à la portion prostatique, malgré sa structure musculaire, et peut-être à cause de cette même structure.

C'est un fait d'observation facile à vérifier que les résistances purement physiologiques sont à peu près sans nul effet sur la forme des pierres. Lorsqu'il existe quelque part une empreinte sur un calcul, on peut être. à peu près certain qu'il existe à ce niveau une source de résistance purement mécanique, telle que la présence d'un plan aponévrotique, d'une glande ou de tout autre organe peu extensible. C'est ainsi que nous verrons l'empreinte que l'on observe sur les calculs vésico-prostatiques répondre non pas au sphincter vésical qui se laisse distendre, mais à la prostate elle-même. Ce mode d'action trop peu étudié des tissus sur la forme des calculs explique sans doute la différence qui existe entre les calculs de l'urèthre, et ceux de la vessie où l'accroissement se fait pour ainsi dire en liberté.

Les calculs prostato-membraneux sont généralement ovoïdes, aplatis sur leur face inférieure et creusés en ce point d'une gouttière pour le passage de l'urine. Quelques-uns, sous l'influence de conditions particulières, portent cette gouttière à leur face supérieure; mais c'est là un fait exceptionnel, l'urine ayant toujours, en vertu de son poids, une tendance à se porter vers les parties déclives. Quelques calculs envoient dans le col vésical un petit prolongement en forme de luette, qui est un premier pas vers leur transformation en calculs vésico-membraneux. L'aplatissement de ces calculs à leur face inférieure tient sans doute à la résistance de l'aponévrose moyenne sur laquelle ils se moulent.

Ces calculs sont généralement uniques ou peu nombreux. Cependant, dans un cas, Civiale a retiré deux cent vingt petites pierres contenues, partie dans la portion membraneuse, partie dans une loge uréthrale qui se prolongeait entre le rectum et la prostate.

Leur longueur est quelquefois supérieure à celle des portions membraneuse et prostatique réunies. Mais cela doit s'expliquer par l'extension en longueur que cette partie du canal a subie par une pression longtemps prolongée. La pathologie abonde en faits de toute nature qui démontrent cette souplesse organique des tissus, qui leur permet presque sans secousse les modifications les plus variées, à la condition que le phénomène se soit lentement produit. Il ne faudrait donc pas, quelque valeur qu'elle ait, se baser sur la seule longueur d'un calcul pour décider de la place qu'il doit occuper dans la classification. Sa forme générale, les dépressions qu'on observe à sa surface, en l'absence d'autres notions plus précises, doivent peser d'un poids au moins équivalent.

Le volume parfois considérable de ces calculs, leur longueur, les aspérités de leur surface au niveau de la portion membraneuse, expliquent l'espèce d'enchatonnement qu'ils présentent si fréquemment et qui rend leur extraction si pénible. M. Maigrot, de Saint-Dizier, a publié dans l'*Union médicale* (1856) l'observation intéressante d'un calcul pesant 250 grammes, pour lequel il avait pratiqué la taille bilatérale, et qu'il ne put retirer qu'après les plus violents efforts et l'écrasement préalable. Ce calcul, qui n'était peut-être pas limité aux régions prostatique et membraneuse, et qui envoyait sans doute des prolongements du côté de la vessie et du côté du bulbe, avait déterminé l'atrophie de la prostate, qui était réduite à sa coque fibreuse. La cavité qui renfermait le calcul formait une espèce de vessie supplémentaire. Dans son plus grand diamètre la circonférence de ce calcul mesurait 26 centimètres 1/2, et 24 centimètres dans le plus petit. Le malade succomba quelques jours plus tard, avec des accidents péritonaux.

Dans un cas, pour lequel Lenoir fit la taille bilatérale, le malade succomba également. A cette occasion Lenoir exprima le regret, qui doit nous servir d'enseignement, d'avoir

introduit jusque dans la vessie un cathéter qui rendit l'opération plus pénible. Il se promit bien, si pareille opération
se présentait à lui, d'inciser directement sur le calcul,
comme dans la méthode de Celse (*Société de chirurgie*, 1856).

M. Hughier a pratiqué avec succès la taille médiane pour
un calcul prostato-membraneux d'un grand volume, dont
le début remontait à une époque fort éloignée, et qui, dans
les derniers jours, avait déterminé une rétention d'urine
complète. Cette pierre avait 5 centimètres de haut, 4 centimètres de large et 2 centimètres d'épaisseur. Elle était
creusée d'une double gouttière à sa face inférieure. (*Société
de chirurgie*, 1859.)

Le fait le plus curieux de ce genre a été présenté par
M. Liégeois à la Société de chirurgie, en 1858. Il s'agit de
trois calculs à facettes, formant par leur juxta-position parfaite une masse régulière, simulant un calcul unique creusé
d'un canal à sa partie centrale, et rendus spontanément par
une ouverture du périnée. Entre autres particularités cu-
rieuses se rattachant à ce calcul, nous noterons la formation
d'une double fistule à la partie inférieure de l'abdomen et
au périnée.

Voici la note communiquée à M. Liégeois par M. Bouché
(de Spincourt) qui a observé le fait.

Dans le courant de juillet 1857, me trouvant dans un village
voisin de ma localité, je fus prié de voir un vieillard de soixante-
douze ans, qui souffrait à la verge depuis très-longtemps et
éprouvait depuis quelques jours seulement des douleurs ex-
cessives. Arrivé près du malade, je trouvai à la partie inférieure du pénis, derrière le scrotum, une vaste ouverture
donnant issue à l'urine et à du sang. Palpant la verge, je reconnus l'existence d'un corps dur qui s'échappa spontanément

par la fistule. Je ne fus pas étonné de voir tomber dans ma main un calcul; mais je fus surpris de constater une facette lisse et régulière sur un des côtés. J'avais tout lieu de croire dès lors que ce corps n'était qu'un fragment faisant suite à un autre; et, en effet, une pince à pansement introduite dans le trajet me fit constater la présence d'un autre corps dur, que je saisis facilement et attirai au dehors.

Cette pierre possédait elle-même deux facettes, indice qu'il en restait au moins une troisième. Je ne tardai pas à sentir celle-ci dans une exploration nouvelle, mais je ne pus l'extraire. Je fis prendre au malade un grand bain de trois quarts d'heure; et, après quelques efforts, je pus extraire un troisième fragment, plus volumineux à lui seul que les deux autres. Comme celui-ci ne possédait qu'une facette, je crus inutile de faire d'autres tentatives et mon malade fut immédiatement soulagé. Le poids total de ces trois fragments, pesés aussitôt après leur extraction, était de 94 grammes.

J'interrogeai alors le malade sur ses antécédents, et j'appris que depuis quarante années il avait toujours souffert à la racine de la verge, qu'il n'avait jamais consulté aucun médecin, et que ses souffrances étaient supportables et ne l'empêchaient pas d'exercer son métier de cultivateur. L'orifice de la plaie était saignant avant l'extraction des calculs et environné de fongosités; depuis quinze ans, elle donnait issue à de l'urine. La portion inférieure de l'abdomen correspondant à la région vésicale présentait six pertuis extrêmement fins, pouvant admettre tout au plus un stylet de Méjean, donnant passage à une très-petite quantité d'urine et présentant à leurs orifices des fongosités également, du volume d'un pois.

Après l'opération, le soulagement persista, mais les trajets fistuleux ne subirent aucun changement. Mon malade succomba l'hiver suivant, autant d'épuisement que de misère.

M. Liégeois, qui a mis cette pièce à notre disposition avec une bienveillance dont nous le remercions cordialement, en a donné dans le *Bulletin de la Société de chirurgie* une description fort complète à laquelle nous emprunterons les détails qui suivent. Nous y avons joint un dessin qui représente cette masse calculeuse vue par une de ses faces.

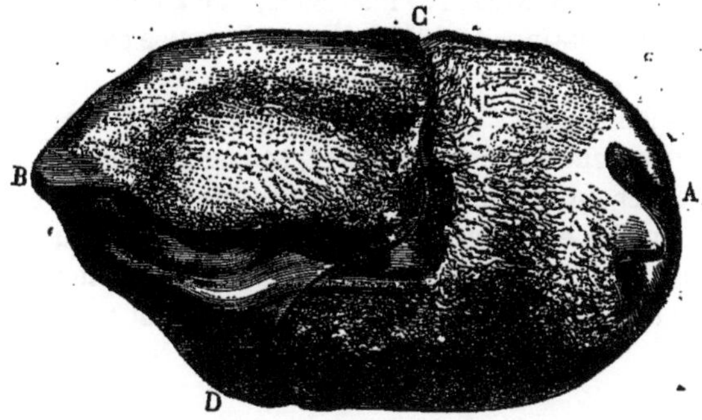

FIG. 12. — Calcul prostato-membraneux.

A. Orifice supérieur du canal creusé dans le fragment le plus élevé.
BD. Extrémité de la gouttière qui continue ce canal.
C. Fragment moyen à peine visible.
CD. Sillon bifurqué qui marque le point de contact des calculs.

Les trois fragments qui constituent cette pièce s'adaptent l'un à l'autre d'une façon tellement étroite que la séparation n'est indiquée à l'extérieur que par des sillons rectilignes. Ces trois pierres n'ont pas également le même volume, ni la même forme, ni le même poids. Le volume de la masse entière égale celui d'un œuf de poule environ; sa forme est celle d'un ovoïde aplati sur une de ses faces. Son poids total est aujourd'hui de 82 grammes. La dessiccation lui a fait perdre 12 grammes.

Le fragment le plus volumineux, qui était le plus proche de la vessie, est creusé dans toute son étendue d'un canal complet remarquable par son aspect lisse, contrastant avec l'aspect chagriné de la périphérie. Il porte en arrière trois facettes qui s'articulent par un véritable emboîtement réciproque, avec les facettes correspondantes des deux autres fragments.

Le fragment moyen, qui a la forme d'un croissant, était placé entre les deux autres comme un véritable coin.

Enfin le troisième fragment, qui représente la petite extrémité de l'œuf, est arrondi en arrière, et présente sur l'une de ses faces, probablement l'inférieure, une gouttière assez profonde qui continuait en bas le canal creusé dans le fragment supérieur.

Chaque fragment est d'un blanc grisâtre à l'extérieur et légèrement jaunâtre vers le centre, sans qu'on puisse nettement distinguer un noyau central. Tandis que la surface extérieure est rugueuse et chagrinée, les facettes présentent un état lisse très-remarquable. Ces calculs paraissent fort durs, et quand on les frappe l'un contre l'autre, ils résonnent comme du silex.

Calculs prostato-bulbeux.

Prolongez par la pensée les calculs prostato-membraneux jusque dans le bulbe et vous aurez les calculs prostato-bulbeux, qui ne sont pas fort nombreux, il est vrai, parce que le collet du bulbe oppose à l'extension des calculs dans cette direction une barrière difficile à franchir.

Le premier fait publié sous ce titre appartient à M. Bonnafont, qui l'a inséré, en 1852, dans l'*Union médicale*. A l'examen de la figure qui nous a été transmise de ce calcul, le lecteur se demandera sans doute si ce n'était pas là plutôt un calcul vésico-bulbeux. Quoi qu'il en soit, voici, en résumé, les particularités principales de cette observation. Le soldat qui portait cette pierre était atteint de dysurie depuis l'âge de 8 ans, à cette époque il subit la lithotritie.

Six ans plus tard, M. Duval (de Rennes) lui pratiqua la taille périnéale. L'année suivante, nouvelle dysurie qui se prolonge en augmentant jusqu'à l'admission du malade dans les salles de M. Bonnafont. A ce moment, érections fréquentes et douloureuses, miction en nappe. Le diagnostic ne présente ancune difficulté. Le toucher rectal et même la palpation extérieure permettent de reconnaître un calcul de l'urèthre.

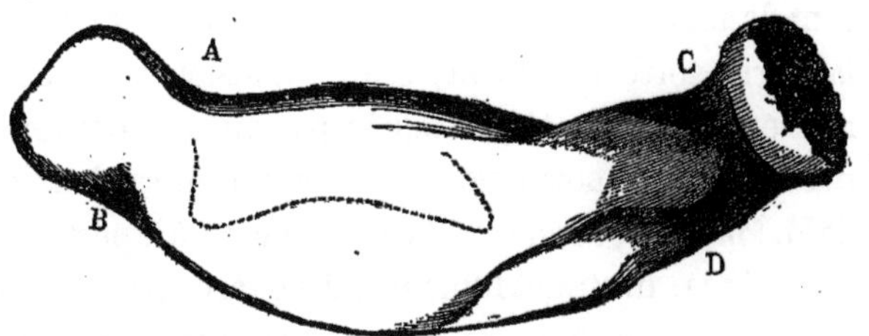

FIG. 13. — Calcul de la région profonde de l'urèthre.

AB. Étranglement correspondant au collet du bulbe.
CD. Étranglement prostatique.

M. Bonnafont pratiqua sur la tumeur une incision de 4 centimètres en se rapprochant, autant que possible, de l'anus ; arrivé sur les parois de l'urèthre, elles étaient si adhérentes qu'il eut quelque difficulté à faire pénétrer la sonde. L'extraction présenta beaucoup de difficultés à cause de ces mêmes adhérences. Quinze jours plus tard, la plaie était cicatrisée. Parmi les accidents notés dans cette observation, nous en signalerons un dont nous n'avons point encore parlé et que l'on retrouve assez fréquemment dans les calculs de l'urèthre, c'est l'hématurie à la suite du coït. Le mécanisme de cette hémorrhagie n'a pas besoin de commentaires. Le lecteur y suppléera facilement.

L'examen de la figure suivante laisse moins de doute sur le siége du calcul, puisqu'il reproduit pour ainsi dire la forme de la région. Il s'agit d'un calcul qui a été présenté l'année dernière à la Société de chirurgie par M. Marjolin, et dont l'histoire est fort intéressante. Il a été rendu spontanément par une ouverture artificielle du périnée, chez un enfant de quatorze ans et demi, qui avait été taillé neuf ans auparavant. Les accidents du côté des voies urinaires avaient reparu seulement l'année précédente. Pendant plus de huit mois l'enfant fut obligé de rester couché. Enfin, dans le courant de mai, un abcès se forma, et vers la fin du même mois la pierre sortit librement. Cette expulsion se fit pendant la nuit et sans avoir été provoquée par aucun mouvement du malade. Trois mois plus tard, lorsqu'il entra dans les salles de M. Marjolin, l'enfant présentait encore, à la partie moyenne du périnée, un trajet fistuleux qui ne tarda pas à se cicatriser sous l'influence du repos et des cautérisations au nitrate d'argent.

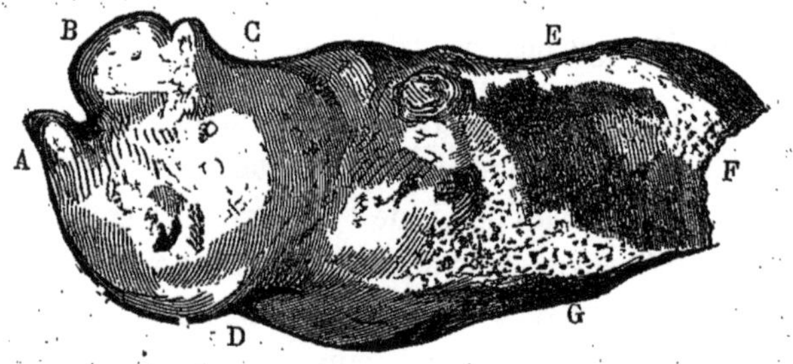

Fig. 14. — Calcul prostato-bulbeux.

A B C D. Portion prostatique.
A. Prolongement vésical.
B C. Éminence correspondant à la paroi antérieure de l'urèthre.
C D. Étranglement prostatique.
E G. Étranglement bulbeux peu marqué.
F. Solution de continuité.

Ce calcul, dont la pesanteur spécifique est peu considérable, est très-friable ; au moment où M. Marjolin l'a reçu, il pesait 38 grammes. Sa longueur actuelle est de 7 centimètres et demi ; mais en y joignant la portion qui en a été détachée du côté du bulbe, elle devait dépasser 8 centimètres. Sa forme est celle d'un cylindre allongé. Son extrémité arrondie, qui correspondait à la portion prostatique, rappelle la forme de la région. L'état lisse de cette extrémité est remarquable et tranche avec l'aspect rugueux qu'offre le calcul dans le reste de sa longueur. On observe dans le point qui correspondait à l'orifice de la vessie un petit prolongement conique légèrement aplati, qui pénétrait dans le col. Cet appendice, qui rappelle la luette du calcul de M. Liégeois, est séparé en avant d'une autre éminence qui correspondait à la face antérieure du canal qu'elle avait repoussée. La séparation entre les portions membraneuse et prostatique est accusée par une dépression circulaire, surtout marquée à la face inférieure. La transition entre les portions membraneuse et bulbeuse est peu accentuée et se laisse plutôt deviner qu'elle ne s'impose. Pourtant il existe une dépression véritable qui, vu la longueur du calcul, ne peut répondre qu'au resserrement bulbaire.

Calculs vésico-prostatiques et prostato-vésicaux.

Nous avons établi précédemment la différence qui existe entre ces deux ordres de calculs, dont les uns ont pour point de départ un calcul de la vessie qui s'est prolongé dans l'urèthre, tandis que les autres ont eu pour noyau un calcul prostatique. Dans la pratique la proposition se renverse quelquefois et un calcul prostato-vésical par son développement devient vésico-prostatique par son volume. Mais ce sont là des cas rares et qui n'influent en rien sur la conduite du chirurgien, qui, dans cette dernière circonstance, doit agir comme s'il était en présence d'un calcul vésico-prostatique dès son début. Sans nous appesantir sur cette discussion, nous dirons que les calculs vésico-prostatiques sont de beaucoup les plus nombreux et que les calculs prostato-vésicaux ne se présentent que d'une façon assez exceptionnelle.

La forme de ces calculs mixtes est assez remarquable. Elle se présente sous l'apparence de deux renflements généralement inégaux, séparés par un collet rétréci de 10 à 12 millimètres de hauteur. Ces renflements, qui prédominent tantôt du côté de la vessie, tantôt du côté de l'urèthre, reproduisent assez fidèlement l'image de la région dans laquelle ils se sont développés. Cela est vrai surtout pour la région prostatique et s'observe plus rarement sur la partie vésicale. L'espèce d'étranglement qu'on observe à la partie moyenne de ces calculs tient évidemment à la résistance des organes au voisinage du col de la vessie. Mais quel en est l'agent actif? La hauteur de cet étranglement exclut l'idée d'une action du sphincter vésical, admise par la plupart des auteurs. D'ailleurs nous avons vu par l'exemple de la portion membraneuse, que les forces purement physiologiques étaient sans action sur la forme des calculs, et nous avons établi à ce propos que les empreintes que l'on observait étaient surtout le fait de résistances passives. Il ne reste donc, pour expliquer ici cette sorte d'arrêt de développement, que l'action de la prostate qui, parvenue à un certain degré de distension, refuse de se laisser dilater davantage. Il est bon de remarquer à ce propos que la prostate ne jouit pas dans toute sa hauteur d'une égale force de résistance. Sur les calculs où elle est le plus accentuée, la dépression dépasse rarement 12 millimètres en hauteur. Or, la longueur du canal au niveau de la prostate est fort supérieure à cette mesure. Sans doute cette résistance a son maximum d'action à la base de la prostate, là où cette glande acquiert sa plus grande épaisseur.

Le mode de développement des calculs vésico-prostatiques est susceptible de plusieurs interprétations. On peut considérer le prolongement qu'ils envoient dans l'urèthre comme un phénomène tardif, comme un accroissement pur et simple de ces calculs, au même titre que la formation d'une éminence quelconque à leur surface. On peut, au contraire, le considérer comme un phénomène initial, remontant à une époque peu éloignée de l'origine de la maladie, et dû à l'engagement dans le col d'un calcul vésical encore peu volumineux, et qui n'a pu s'accroître en ce point librement à cause de la résistance des tissus. A la rigueur, ces deux modes sont possibles; mais le premier doit être fort rare : le second seul nous paraît applicable à la très-grande majorité des faits. Nous verrons bien les calculs prostato-vésicaux envoyer, pour ainsi dire de vive force, des prolongements dans la vessie; mais là les conditions sont changées, parce que le calcul, resserré dans un espace étroit, ne peut guère se développer que suivant une direction. Cet engagement des calculs vésico-prostatiques est d'ailleurs facile à concevoir. Il est favorisé par les contractions de l'organe et par la position déclive du col vésical dans certaines positions. La dilatation du col a sans doute lieu d'une façon lente et progressive.

M. Guyon, chirurgien de l'hôpital Necker, nous a confié un calcul qui nous offre un bel exemple de ce dernier mode de développement et dans lequel on saisit pour ainsi dire la nature en travail. Il s'agit d'un petit calcul dont nous avons déjà parlé à propos des calculs ambulants, et dont nous donnons ci-après le dessin, avec une analyse de l'observation qui nous a été transmise par notre excellent collègue M. Reverdin :

Le malade chez lequel il a été recueilli est âgé de vingt-deux ans. Les premiers accidents du côté des voies urinaires remontent à l'âge de quatorze ans. Depuis ce moment jusqu'à l'entrée du malade (11 mai), ils se sont reproduits avec une très-grande irrégularité. C'est ainsi qu'après une sédation presque complète de trois années, tout à coup le malade, le jour de Pâques dernier, après s'être retenu pendant plusieurs heures d'uriner, est tombé en proie à des douleurs hypogastriques et uréthrales très-vives qui n'ont pas cessé depuis. Il éprouve des douleurs en marchant et surtout lorsqu'il veut s'asseoir. L'état général est bon. Le jet de l'urine est normal comme volume. La pression hypogastrique provoque un peu de douleur dans la partie latérale gauche de la vessie. Les reins sont un peu douloureux à la pression. Les explorateurs de différents volumes s'arrêtent tous en arrière du ligament de Carcassonne, et donnent la sensation d'un corps solide et dur. Par le toucher rectal on trouve la prostate volumineuse, faisant dans le rectum une

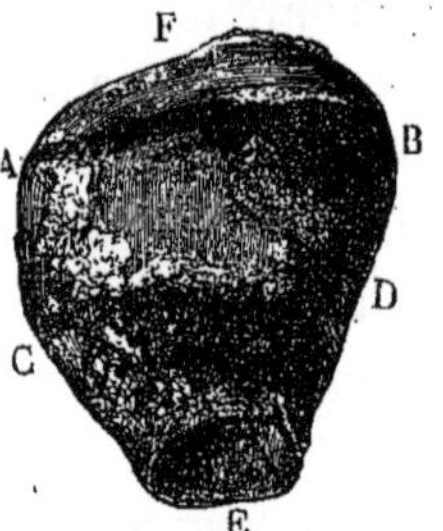

FIG. 15.
Calcul vésico-prostatique.

ABCD. Étranglement prostatique.
E. Extrémité uréthrale.
ABF. Portion verticale peu développée.

saillie arrondie du volume d'une grosse noix. La partie gauche offre une certaine souplesse; mais à droite et au milieu on sent un corps dur, arrondi, assez régulier et de consistance pierreuse, qui ne paraît séparé du doigt que par une mince épaisseur de la glande; la pression à ce niveau provoque une vive douleur.

Le lendemain, M. Guyon, en pratiquant de nouveau le toucher rectal, sent tout d'un coup le corps dur s'échapper sous une assez légère pression. On sent alors les deux lobes prostatiques assez volumineux, surtout le gauche. L'explorateur n° 20 pénètre facilement dans la vessie; on y introduit une sonde métallique et on sent le choc du calcul qui s'est logé dans le bas-fond de l'organe.

Le 14 mai, on retrouve par le toucher le calcul dans sa loge prostatique et on le repousse de même dans la vessie. Ce changement de place du calcul ne change rien aux sensations du malade.

Chaque fois qu'on touche le malade, en trouve le calcul dans la prostate. Le 20 mai, M. Guyon constate l'existence d'un second calcul dans la vessie. Le 21 mai, tentative de lithotritie sans résultat. Prenant en considération l'état de dilatation de la portion prostatique, M. Guyon se décide à pratiquer la taille médiane. Incision de cinq centimètres environ partant à un centimètre en avant de l'anus, sur le côté gauche du raphé. On donne à la lame du lithotome une course de vingt-cinq millimètres. Les tenettes droites, introduites sur le conducteur, ramènent successivement deux calculs. Suites de l'opération régulières. Au commencement de juillet, il existe encore un petit trajet fistuleux très-étroit, qui ne tardera pas sans doute à se fermer.

Le calcul vésical est un calcul mural arrondi, du volume d'une très-petite noix. Il est très-friable, et il offre sur un des points de sa surface une facette de la largeur d'une lentille, par laquelle il était sans doute en contact avec le calcul vésico-prostatique.

Ce dernier, formé d'urate, de phosphate et de carbonate de chaux, ainsi que de matières organiques en assez grande proportion, présente une dureté beaucoup plus grande. Sa forme générale est celle d'un cône tronqué à base arrondie. Il mesure deux centimètres et demi de haut et autant de large. Sa surface extérieure est assez rugueuse. Il ne présente pas de gouttière pour le passage de l'urine, mais il existe à sa face postérieure, plus près de la base du cône que de son sommet, une dépression haute d'un centimètre environ, et qui correspondait à la base de la prostate. Cette dépression très-marquée ne se trouve qu'à la face postérieure. En haut et en bas, elle se termine d'une façon assez nette par un petit bourrelet saillant d'un millimètre environ. L'extrémité uréthrale circulaire est tronquée régulièrement.

A un degré plus avancé les calculs vésico-prostatiques se présentent volontiers sous la forme que l'on observe dans le dessin ci-contre. Ce calcul, qui se trouve au Musée Civiale (hôpital Necker) sous le n° 20 (carton 14), offre un collet très-rétréci. La petite extrémité a subi une perte de substance qu'il est facile de lui restituer par la pensée. La grosse extrémité, presque sphérique, présente des mamelons et des rugosités. Il existe une certaine symétrie dans la forme générale. A la face antérieure on observe deux sillons presque parallèles qui servaient au passage de l'urine et dont l'une surtout est très-visible.

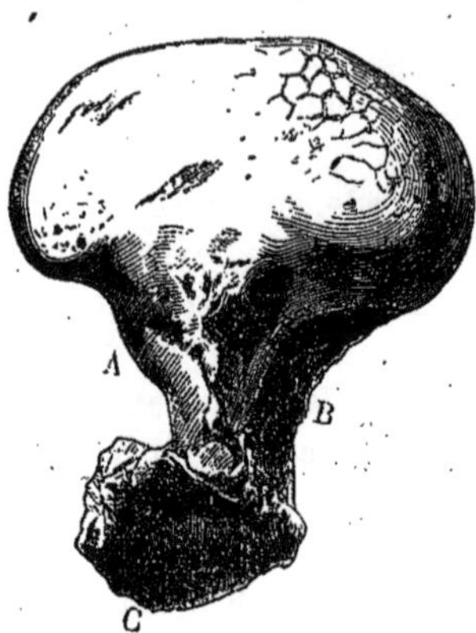

FIG. 16. — Calcul vésico-prostatique.

AB. Collet rétréci, parcouru par deux sillons longitudinaux.

C. Extrémité prostatique, amoindrie par une perte de substance.

Nous avons un autre échantillon de cette espèce de calculs dans la figure 17 : seulement l'étranglement prostatique existe à peine, et la portion vésicale du calcul se continue avec la partie prostatique presque sans transition. Ce calcul, sur lequel on a pratiqué la section d'un fragment, placé sur un des côtés du calcul, afin d'en faire voir la disposition intérieure, est encore intéressant à un autre titre. En effet, sous une coque homogène et continue, on remarque un très-grand nombre d'éclats fragmentés spontanément, les uns encore adhérents aux parois de la croûte, les autres libres et mobiles. Le prolongement uréthral est exclusivement formé de la matière blanche qui constitue l'écorce du calcul. Cette substance compacte et cristalline a la consistance et le poli du marbre. Comme le précédent, ce calcul est au Musée Civiale, sous le n° 6 (carton 16). Civiale considérait cette pièce comme la plus belle de sa collection.

Cette identité dans la composition chimique entre l'écorce du calcul et son prolongement uréthral a été observée ailleurs. M. Crosse

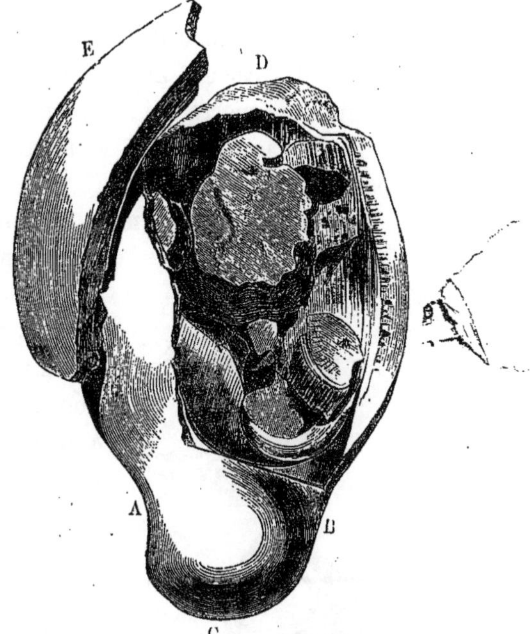

Fig. 17. — Calcul vésico-prostatique.

ABC. Renflement prostatique.
E. Segment placé sur le côté du calcul.
ABD. Surface de section montrant la fragmentation spontanée de ce calcul à l'intérieur.

(*loc. cit.*, p. 102, pl. II, fig. 2) a figuré un calcul dont la portion vésicale était d'oxalate calcaire, revêtue de phosphate de chaux, et dont le prolongement uréthral n'était composé que de ce dernier sel.

Le développement des calculs prostato-vésicaux se fait par voie de croissance directe à travers le col de la vessie. Nous avons déjà décrit quelques calculs où ce travail se montre au début même de sa formation. Tel est le cas de M. Marjolin (page 80), où l'on voit une petite pointe conique, haute de trois à quatre millimètres, s'avancer dans le col vésical. Telle nous paraît être aussi l'origine de la luette qu'on voit sur une des faces du calcul de M. Liégeois (page 77). Dans l'étude des calculs membrano-vésicaux, nous verrons le dessin d'une pierre qui a été décrite par M. Laforgue, et où ce mode d'accroissement se montre d'une façon saisissante (page 96).

Le dessin ci-contre nous fournit un exemple de calcul prostatique, en voie de devenir prostato-vésical. Le petit prolongement qui le surmonte a été légèrement brisé pendant l'extraction. Mais ce qu'il en reste suffit à donner une idée du phénomène.

Le calcul à facette, qui est placé au-dessous, s'articulait par emboîtement réciproque avec le premier. Il est représenté par sa face postérieure, pour montrer mieux la forme de cette facette, dont on retrouve l'analogue sur l'autre calcul. Leur surface extérieure est rugueuse et d'un gris terne. (Musée Civiale, n° 22, carton 14.)

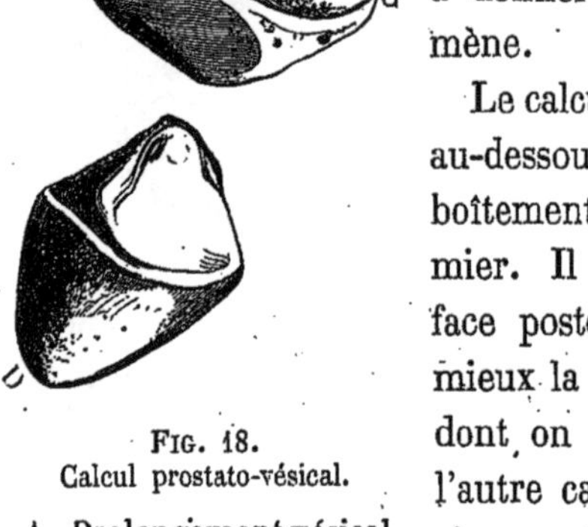

FIG. 18.
Calcul prostato-vésical.

A. Prolongement vésical.
BC. Surface articulaire.
D. Petit calcul s'articulant avec le premier.

M. Voillemier a fait représenter dans son *Traité des maladies des voies urinaires* un magnifique exemple de calcul prostato-vésical, parvenu à une période très-avancée de son développement, puisque la portion vésicale est presque aussi volumineuse que la portion prostatique. M. Voillemier a retiré ce calcul chez un homme de 28 ans, qui était affecté de dysurie depuis trois ans. Après avoir incisé l'urèthre et découvert largement le calcul, il le saisit avec la pince. Mais au moment où il retirait le calcul, il entendit un petit bruit et éprouva la sensation d'un corps dur qu'on brise. Une sonde introduite jusque dans la vessie ayant permis de constater dans la vessie la présence d'un second calcul, il pratiqua immédiatement la taille latéralisée et retira un second calcul, présentant une cassure toute fraîche, correspondant à une autre cassure également constatée sur le calcul uréthral. C'est le rapprochement de ces deux calculs qui a donné l'image représentée au n° 1 (fig. 19). Cette figure, que M. Voillemier a mise à notre disposition avec une bienveillance dont nous ne saurions trop le remercier, complète admirablement la série de calculs vésico-prostatiques et prostato-vésicaux que nous avons donnée.

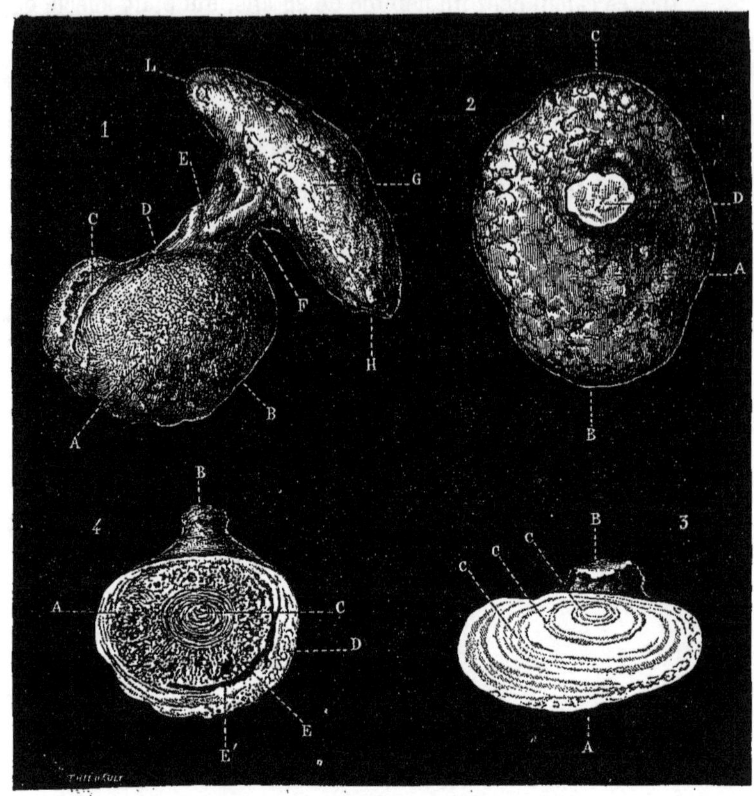

FIG. 19. — Calcul uréthro-vésical. A l'état sec il pèse 30 grammes; la partie
uréthrale pèse 17 grammes et la vésicale 13.

EXPLICATION DE LA FIGURE 19.

N° 1.

Cette figure représente le calcul entier vu de grandeur naturelle.

A. Corps de la portion uréthrale du calcul : il a 9 centimètres
7 millimètres en travers et 3 millimètres de long.

B. Surface convexe correspondant à la paroi inférieure du
canal.

C. Surface presque plane correspondant à la paroi supérieure du canal; elle présente une rigole dirigée d'arrière en avant, très-irrégulière.

D. Continuation de la gouttière.

E. Pédicule unissant les deux portions du calcul. En avant il se continue avec la face antérieure du calcul.

F. Pédicule très-court en arrière. Il forme un angle droit avec les deux masses calculeuses.

G. Portion vésicale du calcul. Elle a 4 centimètres 1 millimètre de hauteur, 3 centimètres 2 millimètres en largeur et 1 centimètre 5 millimètres dans sa plus grande épaisseur.

H. Portion placée en arrière du col vésical.

J. Portion placée en avant du col vésical.

N° 2.

A. Face antérieure du calcul vésical légèrement excavée.

B. Extrémité inférieure.

C. Extrémité supérieure.

D. Surface de la brisure du pédicule d'union.

N° 3.

A. Section en travers du calcul vésical, un peu au-dessous du pédicule.

B. Brisure du pédicule.

C C C. Lignes ovalaires ayant pour noyau la saillie du calcul dans la vessie. Elles sont très-peu marquées. Toute la masse calculeuse est formée de phosphate de chaux.

N° 4.

A. Calcul uréthral coupé en travers dans son milieu.

B. Pédicule.

C. Noyau composé d'acide urique.

D. Couche extérieure uniquement composée de phosphate de chaux; elle est plus dense que les autres couches.

E. Sur les limites du noyau, les détritus sont composés d'acide urique et de phosphate de chaux.

E'. Ligne de démarcation très-tranchée de la couche extérieure; vide laissé par une fausse membrane desséchée.

On retrouve ici la plupart des accidents que nous avons vus se produire sous l'influence des calculs prostatiques. Sans nous y appesantir autrement, nous dirons que Littre a vu chez un jeune homme de 18 ans l'ouraque dilaté jusqu'à cinq travers de doigt au-dessus de la vessie, sous l'influence d'une pierre volumineuse engagée dans le col. (*Mém. de l'Acad. des Sciences*, 1701.)

Un caractère propre à tous les calculs engagés dans le col, à moins qu'ils ne soient peu volumineux, est d'offrir à la sonde une grande résistance, de ne pas lui permettre d'arriver jusque dans la vessie et de rester immobilés dans leur position. La proximité de l'obstacle est un caractère qu'ils partagent avec tous les calculs de l'urèthre. Ces calculs ne font que dans certains cas rares saillie au périnée.

Les symptômes fonctionnels sont des envies fréquentes d'uriner, des douleurs à l'extrémité de la verge, de l'incontinence d'urine, quelquefois de l'hématurie, principalement à la suite des érections et du coït.

Le toucher rectal permet de constater une tumeur volumineuse faisant saillie dans l'intestin. Ce signe, d'une grande valeur, n'est d'ailleurs point infaillible, et, au dire de Deschamps, on a vu des chirurgiens expérimentés ne point reconnaître la présence du calcul, malgré son emploi.

Le diagnostic acquiert ici une importance assez considérable au point de vue opératoire, surtout si le prolongement prostatique est volumineux. En effet, il pourrait arriver qu'un chirurgien, croyant à l'existence d'un calcul purement vésical, se décidât par exemple à l'extraire par la taille suspubienne. On voit d'ici toutes les difficultés qu'il rencontrerait si le renflement prostatique, par exemple, était trop volumineux pour passer par le col vésical. Ces difficultés pourraient aller jusqu'à l'impossibilité absolue de terminer l'opération. C'est ce qui est arrivé une fois à Blandin, assisté cependant de Marjolin son maître. Il dut, séance tenante, pratiquer la taille recto-uréthrale, qui lui permit de retirer la pierre. (Vidal de Cassis, *Traité de Chirurgie*, t. IV.)

De même Macgill, ayant tenté la taille hypogastrique sur un homme de trente ans, ne put retirer de la vessie qu'une partie de la pierre, l'autre étant demeurée dans le col vé-sical. Le malade ayant succombé, on trouva le col vésical tellement contracté sur la pierre, dont il embrassait même les anfractuosités, que l'auteur déclare qu'on n'aurait pu extraire celle-ci par aucun procédé. Enfin, Bérard s'est trouvé dans les mêmes conditions fâcheuses. (Civiale, *Traité de l'Affection calculeuse*, 343.) Amussat fut plus heureux dans un cas analogue ; une sonde, introduite dans le canal, suffit à repousser le calcul dans la vessie. (Vidal de Cassis, t. IV.) Il est vrai de dire que la taille hypogastrique, fort en vogue à une certaine époque, est aujourd'hui assez rarement em-ployée, ce qui diminue d'autant la mauvaise chance contre laquelle nous venons de mettre en garde.

C'est surtout dans les cas de calculs volumineux qu'on aura recours avec avantage à la taille prérectale, combinée à la taille médiane. Deschamps et Dupuytren furent arrêtés, l'un dans la taille latéralisée, l'autre dans la cystotomie recto-vésicale, par des difficultés qui rendirent l'extraction des calculs impossible. M. Voillemier a pratiqué avec succès la taille latéralisée et M. Mazzoni a rapporté deux cas de gué-rison par la taille médiane, avec débridement de la pros-tate.

Calculs vésico-membraneux.

Ces calculs se distinguent des précédents par leur forme plus allongée dans le canal. Il en existe trois exemples bien authentiques. L'un d'eux a été observé par M. Goyrand (d'Aix), qui l'a publié dans les *Annales de Chirurgie*, t. V. Ce calcul ovoïde, de 7 centimètres de long sur 4 centimètres d'épaisseur, présentait à chacune de ses extrémités un prolongement assez lisse, engagé l'un dans le col de la vessie, l'autre dans la portion membraneuse de l'urèthre. Il fut retiré par la taille bilatérale. L'auteur se servit avec succès des tenettes pour son extraction. Le col de la vessie, situé très-loin de la surface cutanée du périnée, n'avait pas été incisé mais était béant.

Dans le second exemple, représenté dans l'ouvrage de Gooch (*Cases and remarks*) seize calculs formaient un chapelet continu de la vessie à la portion membraneuse. Chacun des grains du chapelet était logé dans une cellule creusée dans les parois du canal, ce qui leur donnait une forme godronnée.

Le troisième fait, publié par M. Laforgue (de Toulouse), est encore plus intéressant parce que l'autopsie a été faite et que l'auteur a joint à son observation des figures qui permettent de bien voir les lésions :

Il s'agit d'un calculeux opéré déjà une première fois dans son jeune âge, qui plus tard a été affecté d'un rétrécissement du canal de l'urèthre, et qui est venu mourir à l'hôpital dans un profond état de marasme et de consomption. Les altérations pathologiques ont été décrites avec soin dans l'observation recueillie par M. Augé, interne du service. — Le 18 mai 1852, est mort à l'Hôtel-Dieu le nommé Barthélemy, âgé de quarante-quatre ans, entré depuis quatre jours seulement. A l'âge de sept ans, il a subi dans le même hôpital la taille, qui fut pratiquée par M. Viguerie, il y a trente-sept ans. Parfaitement guéri de l'affection calculeuse dont il était atteint à cette époque, il se porta bien pendant de longues années. Marié à l'âge de vingt-cinq ans, il eut plusieurs enfants. Le bon état de sa santé dura jusqu'à l'âge de trente-cinq ou trente-six ans. A cette époque, le malade fut pris de temps en temps de difficultés d'uriner qui n'étaient que passagères, et qu'il attribuait à des excès de table. Il y a quatorze mois, les difficultés d'uriner devinrent plus fréquentes et s'accompagnèrent de douleurs vives dans la vessie.

Ces accidents prirent rapidement une grande intensité. Ce ne fut que lorsque la rétention d'urine fut presque complète que le malade appela un médecin. Déjà, à cette époque, le mal devait avoir fait de grands progrès, puisque le malade assure qu'il rendait par le rectum de l'urine contenant de petits grains de sable.

A l'entrée du malade, nous pratiquâmes le cathéthérisme. Mais les plus petites sondes étaient arrêtées dans la portion membraneuse du canal, par un obstacle insurmontable. On ne pouvait sentir la pierre, dont le malade disait avoir la sensation par les vives douleurs qu'il ressentait au col de la vessie. La prostration était extrême ; l'urine s'écoulait continuellement par la verge et par le rectum.

A l'autopsie, on ne découvre à l'extérieur aucune trace d'infiltration urineuse, ni d'ouverture fistuleuse. Sur le côté gauche du périnée se trouve la cicatrice de l'incision faite pour la taille.

Le canal de l'urèthre est sain, à partir du méat jusqu'à 15 centimètres de profondeur. A ce point qui correspond à la partie moyenne de la portion membraneuse, existe un rétrécissement considérable permettant avec peine l'introduction d'une bougie de deux millimètres. En arrière de ce rétrécissement, dilatation énorme de la portion prostatique du canal, avec amincissement de ses parois. Cette cavité, formée aux dépens du canal et de la prostate, est remplie par un calcul pyriforme, volumi-

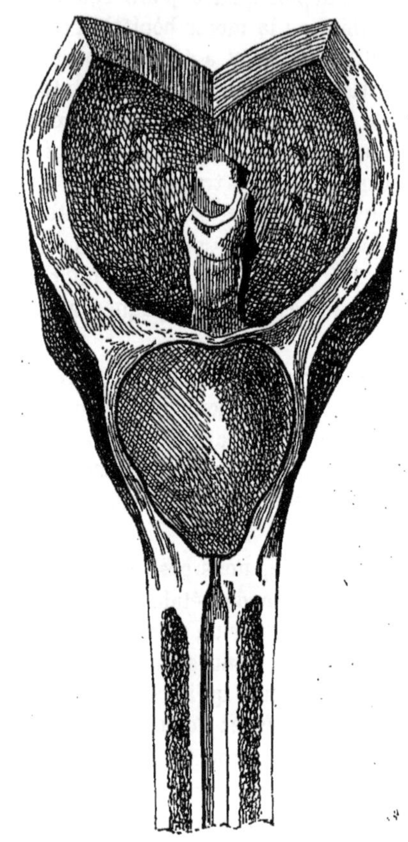

FIG. 20.
Calcul vésico-membraneux vu de face.

neux. Ce calcul est rétréci, en forme de goulot, dans le point correspondant au col de la vessie, qui l'embrasse, et se prolonge en forme de cylindre dans la cavité de la vessie. Ce cylindre se termine par une facette sur laquelle repose la facette d'un second calcul, beaucoup plus petit. Les deux calculs superposés présentent une longueur de 8 centimètres.

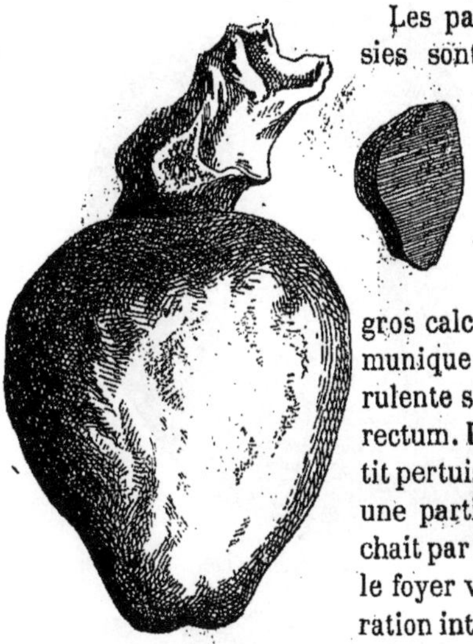

Les parois vésicales très-épaissies sont fortement contractées sur les calculs. Sous l'influence de cette pression, la vessie s'est ulcérée dans le point correspondant à la partie la plus saillante du gros calcul. Cette ouverture communique avec une large cavité purulente située entre la vessie et le rectum. L'intestin présente un petit pertuis par lequel devait passer une partie de l'urine, qui s'épanchait par l'ouverture vésicale dans le foyer vésico-rectal. Cette perforation intestinale a dû être la conséquence de la pression exercée par le calcul.

FIG. 21. — Même calcul vu de profil, grandeur naturelle.

Les deux uretères sont fortement dilatés et enflammés. Les reins sont volumineux et profondément altérés. Le rein gauche est en suppuration. Le rein droit est ramolli et infiltré de matière purulente. Le bassinet de ce côté ainsi que l'urèthre sont dilatés.

Calculs vésico-bulbeux.

Pour terminer l'étude des calculs intra-uréthraux, il ne nous reste plus qu'à parler des calculs qui s'étendent de la cavité de la vessie au renflement bulbaire, variété fort rare, mais qui cependant a droit à une place dans le cadre nosographique.

7

Nous avons vu précédemment que le calcul représenté dans la figure 13 en était sans doute un exemple.

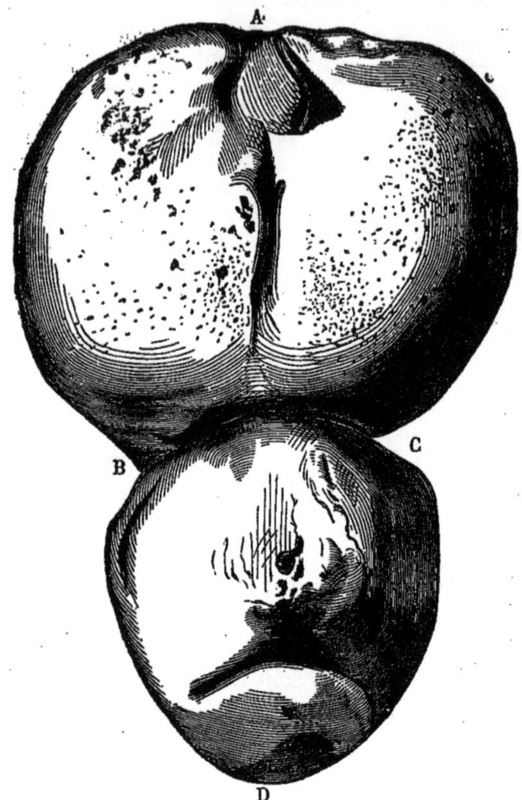

Fig. 22. — Calcul vésico-bulbeux (face inférieure).

ABC. Renflement vésical.
BC. Sillon correspondant au col de la vessie.
D. Renflement bulbaire.

Le Musée Dupuytren renferme un calcul extrêmement curieux dont nous donnons la figure avec celle de la coupe, et qui appartient manifestement à ce groupe de calculs. On y voit le renflement vésical, séparé par une rainure pro-

fonde du renflement uréthral. Ce dernier est divisé à son tour en
deux parties inégales par une dépression qui correspondait
au collet du bulbe et isolait cette portion bulbeuse des portions membraneuse et prostatique réunies. La portion vésicale est l'image fidèle du bas-fond de la vessie à laquelle elle correspondait. Le renflement prostato-membraneux arrondi ne présente rien de particulier. Le prolongement bulbeux forme avec la partie précédente un angle très-ouvert et se dirige en bas, selon la courbure normale du canal. La circonférence du sillon qui sépare la portion vésicale de la

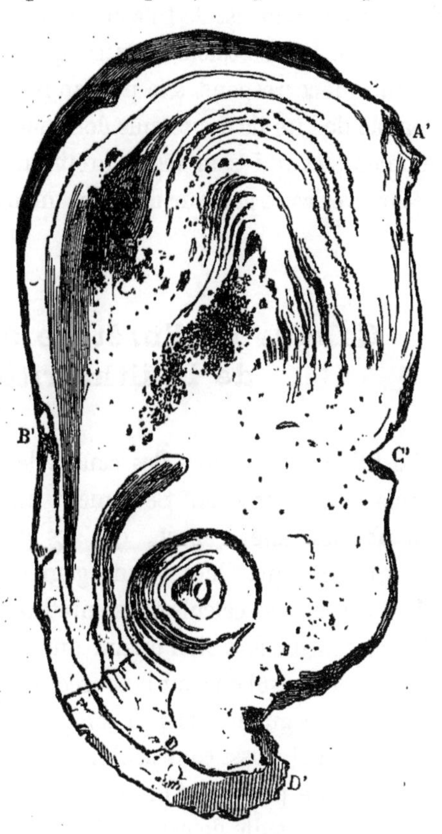

Fig. 23. — Coupe longitudinale du même calcul.

A′B′C′. Coupe du renflement vésical.
B′C′. Partie correspondant au sillon du col.
D′. Extrémité du renflement bulbaire.
B′C′D′. Portions prostatique, membraneuse
et bulbeuse réunies, renfermant le noyau.

portion uréthrale mesure plus de 15 centimètres. Ce sillon,
contrairement à ce qu'on observe, se réduit presque à une

ligne, ce qu'il faut attribuer sans doute à la longue durée que ce calcul a mis à se développer et qui a complétement détruit l'élasticité des tissus. La surface de ce calcul est lisse. Sa hauteur totale est de 10 centimètres.

La coupe de ce calcul montre qu'il n'existe qu'un seul noyau, qui correspond à la portion membraneuse. C'est un exemple de l'un de ces calculs dont nous avons parlé précédemment, et qui sont vésico-uréthraux par leur volume et uréthro-vésicaux par leur développement.

Calculs de l'urèthre à la suite de la lithotritie.

La lithotritie est une des causes les plus fréquentes de calculs dans l'urèthre. Seulement ces calculs présentent une physionomie à part, qui les distingue des autres, ce qui fait que leur étude gagne à être faite isolément. L'arrêt des calculs dans l'urèthre à la suite de la lithotritie se conçoit fort bien quand on songe à là multiplicité des fragments qui en sont la conséquence, à leur forme plus ou moins irrégulière, si peu compatible à leur progression dans un canal aussi contractile, enfin à l'état de sensibilité exagérée que présente l'urèthre rendu encore plus impressionnable à la suite de cette opération.

Les fragments peuvent s'arrêter dans tous les points de l'urèthre; mais leur siége de prédilection est à la portion membraneuse, et en particulier, en arrière du collet du bulbe. Leur accumulation dans cette région tient à la dilatabilité des parois et au resserrement du canal au niveau de l'aponévrose moyenne. Ils se présentent quelquefois sous la forme de graviers fort ténus; mais ils peuvent aussi être constitués par des fragments volumineux. C'est ainsi que dans une autopsie consécutive à une lithotritie, M. Weiss a trouvé un fragment large de 2 centimètres et demi engagé dans la portion membraneuse. (*Société anatomique*, t. XXV.) Ces calculs subissent promptement une sorte d'enchatonnement entre les deux feuillets réfléchis de la muqueuse, ce qui a pour conséquence de rétrécir le canal et d'apporter des troubles plus ou moins notables à la miction. Ces troubles fonctionnels vont même quelquefois jusqu'à la rétention complète. Le plus souvent ils s'accompagnent d'accidents fébriles d'une grande intensité.

Si le calcul est anguleux, il n'est pas rare de le voir s'engager dans la paroi, la perforer même et donner lieu à des accidents variables, tels que abcès, fistules, orchites, infiltrations urineuses. M. Leroy (d'Etiolles) a vu un de ses malades succomber à une ulcération de la portion membraneuse, au voisinage du fragment. (*Lancette française*, 1829.) M. Demarquay a observé la gangrène du gland sous l'influence d'un fragment volumineux arrêté dans la portion pénienne du canal. Les accidents de rétention qui sont les plus fréquents se montrent parfois avec un degré d'urgence tel qu'il y a nécessité d'intervenir sur-le-champ. M. Dolbeau, appelé près d'un malade qui avait été lithotritié la veille par M. Horteloup, dut, séance tenante, pratiquer la boutonnière pour un calcul arrêté à la portion membraneuse.

Le diagnostic présente peu de difficulté. Les circonstances où surviennent les accidents suffisent pour mettre sur la voie. L'arrêt de la sonde dans un point du canal vient confirmer la nature de la lésion. Le palper extérieur et le toucher rectal peuvent aussi fournir des indications. Mais la petitesse habituelle de ces calculs fait qu'ils échappent le plus souvent à ces deux modes d'exploration. Les bougies à empreinte ont plusieurs fois rendu des services.

Le traitement à opposer à ces calculs se distingue en traitement préventif et en traitement curatif.

Pour éviter l'engagement de fragments volumineux à la suite de la lithotritie, la plupart des chirurgiens recommandent aux malades de rester dans le décubitus dorsal. D'autres placent dans le canal une grosse sonde à demeure, percée de trous volumineux, pouvant livrer passage à l'urine et aux parcelles les plus fines. Quelques autres enfin, pour éviter les dangers de la présence d'un corps étranger dans des organes placés dans des conditions très-favorables à leur inflammation, préfèrent sonder les malades, toutes les fois que le besoin l'exige, jusqu'à ce que les fragments soient réduits en poudre. Nous avons toujours vu le premier de ces moyens répondre aux cas les plus habituels de la pratique.

Cependant nous croyons que les autres peuvent rencontrer leurs indications, particulièrement chez les individus qui souffrent depuis longtemps et qui présentent une certaine tendance aux phlegmasies profondes. Le procédé qui consiste à sonder le malade toutes les fois qu'il en est besoin, procédé qui a été préconisé par M. Philipps, nous semble surtout offrir des avantages réels. Il est malheureusement peu compatible avec les exigences de la pratique.

Le traitement à opposer à ces calculs une fois engagés dans le canal varie selon leur volume et selon le siége qu'ils occupent. S'ils sont situés peu profondément, on devra tenter leur extraction directe, à l'aide des instruments que nous avons précédemment décrits. Le débridement du méat sera souvent rendu nécessaire. L'extraction de ces calculs exige une attention toute particulière à cause de l'état rugueux de leur surface. C'est dans ces conditions surtout que la précipitation pourrait être suivie des plus graves accidents. Il est quelquefois nécessaire de dilater préalablement le canal. Dans une circonstance où tous les moyens avaient échoué, M. Cloquet pratiqua la dilatation préalable et réussit à enlever le corps étranger. (Communication de M. Larrey.)

Lorsque les calculs sont situés profondément, l'extraction directe ne devra guère être tentée. Pour ces calculs de la région profonde, M. Mercier a inventé deux instruments appelés à rendre des services, un dilatateur du col de la vessie et une sonde évacuatoire, dont le grand canal s'ouvre sur le talon.

La lithotritie uréthrale a été employée quelquefois. M. Jobert l'a pratiquée avec succès à l'aide d'un brise-pierre à cuiller à très-petite courbure, pour un calcul logé à l'union de la portion bulbeuse avec la portion membraneuse, chez un enfant qui avait été lithotritié un mois auparavant. (*Gazette des Hôpitaux*, 1848.) La pince de Hunter, armée de fortes branches, a suffi quelquefois à opérer le broiement. Mais il faudra recourir dans la plupart des cas au lithotriteur de M. Nélaton ou à celui de M. Dubowisky, qui présentent une solidité beaucoup plus grande.

Les moyens que nous venons de passer en revue peuvent être insuffisants. Il faut alors recourir à l'uréthrotomie. Cette opération doit être pratiquée sans hésitation et sans retard lorsque le canal est perforé et que l'urine s'épanche dans les tissus. Cette opération devient alors un mode de traitement qui s'applique à la maladie principale et à la complication. Les règles opératoires n'ont ici rien de spécial et le procédé sera subordonné à la région elle-même. Cependant la taille médiane sera préférée le plus souvent, parce que la nécéssité d'une large ouverture ne se fait pas sentir d'une façon aussi urgente que pour les calculs plus volumineux développés dans l'urèthre.

Lorsque les fragments consécutifs à la lithotritie prolongent leur séjour dans le canal, ils se recouvrent de sels calcaires et deviennent autant de noyaux qui perdent leur physionomie propre, pour prendre celle des calculs uréthraux ordinaires.

Le plus beau fait de ce genre a été vu par M. Voillemier, qui l'a rapporté dans son *Traité des maladies des voies urinaires*, p. 498, avec la magnifique figure que nous reproduisons ci-après. Il a été observé chez un homme de cinquante-huit ans, qui avait subi la lithotritie à Bordeaux. Il souffrait depuis quatre ans d'une dysurie insupportable qui avait épuisé sa santé, lorsqu'il fut pris d'une rétention d'urine complète. On l'apporta presque mourant à l'hôpital de Lariboisière. L'interne de garde pratiqua le cathétérisme sans difficulté; il avertit pourtant M. Voillemier que la sonde avait rencontré plusieurs calculs. Le malade avait été très-soulagé et dans la journée il avait uriné seul. Il en fut de même le lendemain et le surlendemain. M. Voillemier s'abstint de le sonder et d'explorer la vessie, tant son état était grave. Dans la soirée du troisième jour il succomba.

A l'autopsie on trouva les reins en partie désorganisés et pleins de pus. La vessie petite, à parois épaisses, revenue sur elle-même, contenait un demi-verre d'un liquide sanieux. La muqueuse était grisâtre et ramollie. Le col vésical très-dilaté, communiquait avec une grande cavité irrégulière, formée aux dépens de l'urèthre et de la prostate qui était presque complétement détruite. C'est cette cavité qui avait été prise pour la vessie, quand on avait pratiqué le cathétérisme et dans laquelle on avait senti les calculs. Elle était en effet remplie.

Ces calculs sont pêle-mêle, baignant dans un liquide peu abondant, composé d'urine et de pus. Quelques-uns sont recouverts d'une fausse membrane dans les points où leur surface est rugueuse. Quelques-uns présentent des faces qui s'ajustent parfaitement. L'un d'eux est rond comme une bille un peu aplatie, un autre comme un morceau de grosse corde. La plupart n'ont pas de forme déterminée. Ils sont au nombre de trente-huit. Leur grosseur varie depuis celle d'une très-grosse noix jusqu'à celle d'un grain de chènevis. Desséchés, ils pèsent encore 110 grammes. Le plus gros pèse 21 grammes et le plus petit 2 décigrammes. Ils sont tous composés de phosphate de chaux.

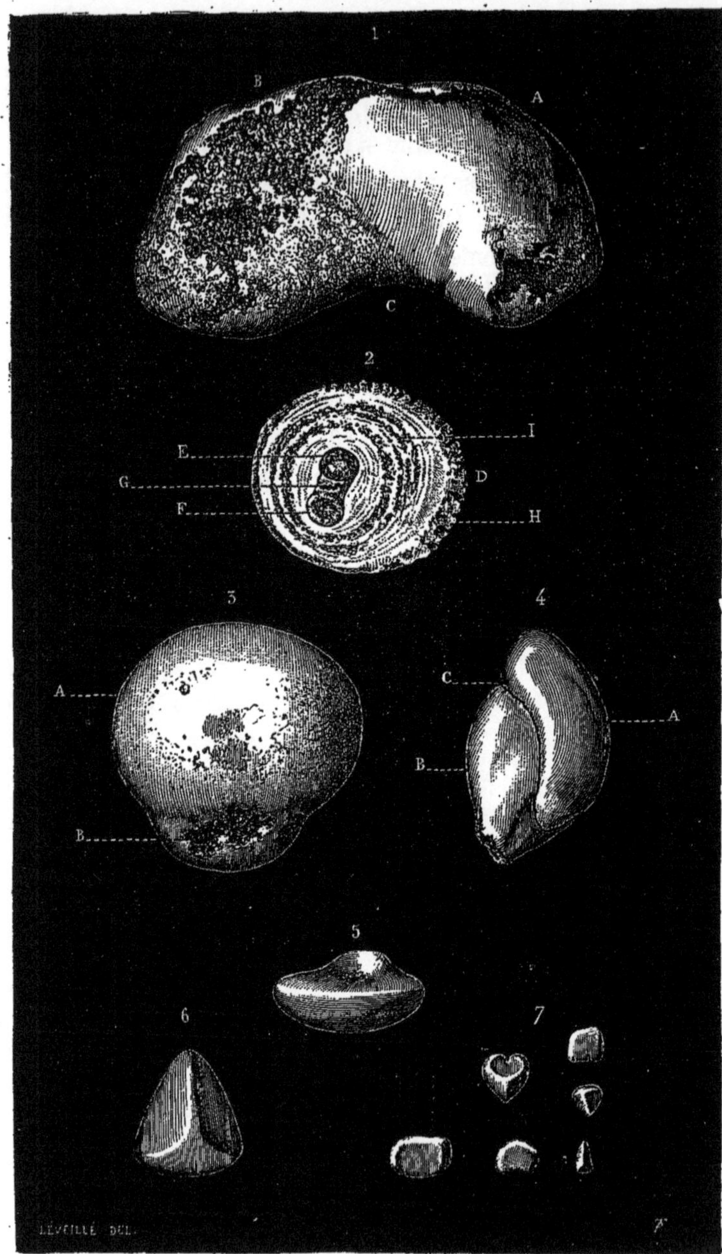

FIG. 24. — Calculs rencontrés dans les régions membraneuse et prostatique de l'urèthre. Vus de grandeur naturelle.

EXPLICATION DE LA FIGURE 24.

N° 1.

Calcul oblong, irrégulièrement arrondi, du poids de 21 grammes. — Il a 7 centimètres de long et 3 centimètres 2 millimètres d'épaisseur.

AB. Surfaces rugueuses recouvertes d'une fausse membrane.

C. Couche de sulfate de chaux très-unie.

N° 2.

Calcul précédent coupé en travers.

D. Surface rugueuse.

E. Premier noyau.

F. Second noyau.

G. Il existe dans leur intervalle un corps filamenteux qu'on peut détacher légèrement avec la pointe d'un bistouri et qui ressemble à de l'étoupe.

H. Couches épaisses de phosphate de chaux.

I. Lignes concentriques de phosphate de chaux.

N° 3.

Calcul légèrement aplati et de forme arrondie.

A. Surface convexe. La surface opposée est plus plate.

B. Partie saillante excoriée à sa surface et couverte de fausses membranes.

N° 4.

Deux calculs articulés.

A. La surface articulée est concave dans sa longueur et convexe transversalement.

C. Ligne d'articulation.

B. Sa surface articulée est convexe dans sa longueur et concave transversalement.

N° 5.

Calcul en forme de tête de bouton ovale.

N° 6.

Calcul de forme prismatique.

N° 7.

Calculs de formes diverses.

Concrétions prostatiques.

Les concrétions prostatiques sont des produits complétement distincts des calculs de l'urèthre, à l'histoire desquels ils ne se rattachent qu'en ce qu'ils peuvent devenir des causes prédisposantes à leur formation. Ce sont des produits complétement analogues aux concrétions salivaires et bronchiques. Elles ont été bien étudiées par Vidal (de Cassis), Velpeau, Robin, Béraud, lequel en a fait l'objet d'une thèse de concours pour l'agrégation (1857).

Différentes hypothèses ont été émises sur leur nature et sur leur mode de développement. Wollaston, qui les avait trouvées formées en grande partie de phosphates calcaires à l'état neutre, avait cru pouvoir en conclure qu'elles ne différaient pas des calculs ordinaires (Verhandlungen der physikalisch-medicinischen Gesellschaft in Würzburg, 1852, t. II, p. 52). M. Cruveilhier les considère comme un produit de condensation du liquide prostatique, et M. Virchow comme formées d'une substance protéique insoluble que l'on rencontre dans la liqueur séminale. M. Quekett pense que les dépôts de la substance terreuse se font primitivement dans les cellules sécrétantes de la glande. Enfin, pour M. Béale, ce sont des produits qui se forment d'abord dans les follicules glandulaires par le dépôt de couches successives de matières albuminoïdes autour d'un noyau de cellules ou de débris épithéliaux, et dans l'intérieur desquels peu à peu se déposent des granules phosphatiques.

L'analyse a démontré que leur composition chimique n'était pas toujours identique. Ainsi, dans un cas, M. Thénard leur a trouvé la composition suivante : phosphate de chaux, 86, matière animale 13, traces de carbonate de chaux. Selon M. Béale, la matière terreuse y entrerait quelquefois jusqu'à 90 pour cent, et on en trouverait formées exclusivement de carbonate de chaux.

Selon Thompson, elles offrent la structure concentrique. M..Larcher a trouvé à l'hôpital de la Charité une prostate convertie en un foyer gangréneux et au sein de laquelle existaient plusieurs calculs taillés à facettes et formés de couches superposées (Société anatomique, 1834).

Elles sont généralement transparentes ou vert foncé: Morgagni et Béraud en ont vu de noires, Fichte de couleur rouge.

Leur dureté est remarquable.

Chez les vieillards elles acquièrent quelquefois un volume considérable.

Lorsqu'elles sont en grand nombre, elles forment dans l'intérieur de la glande de véritables kystes aux dépens du parenchyme de l'organe. Brodie cite un cas dans lequel on en a extrait jusqu'à 60 en dix fois. Civiale a vu chez un vieillard la face interne de la partie prostatique de l'urèthre criblée de trous, communiquant avec de petites cavités dans lesquelles existaient de petits calculs. Marcet et Fichte en ont compté jusqu'à cent. M. Cruveilhier dit avoir observé un cas où on ne put les compter, tant elles étaient nombreuses.

On en trouve dans les conduits éjaculateurs et prostatiques et dans l'urèthre. Parfois elles font saillie dans le canal, à moitié libres, à moitié adhérentes. Béraud en a vu qui proéminaient sous la muqueuse, et qui n'étaient séparées de la cavité de l'urèthre que par une très-mince membrane.

Les concrétions prostatiques ne sont pas toujours faciles à

distinguer des calculs prostatiques, et un jour Dupuytren s'y est mépris. Il a pratiqué la taille pour un calcul prostatique et il est tombé sur une prostate contenant des concrétions. En effet, il est plusieurs signes communs, tels que les pesanteurs vers l'anus, des troubles de la miction pouvant aller jusqu'à la rétention complète et la sensation d'un obstacle à la sonde au niveau de la prostate. On a donné comme un bon moyen diagnostique, l'emploi du cathéter et du toucher rectal réunis. Une grosse bougie de cire molle, laissée quelques minutes dans l'urèthre, ramène quelquefois des empreintes caractéristiques. Dans un cas, Blandin a constaté une demi-érection continuelle de la verge. Le doigt introduit dans le rectum sent la prostate bosselée, inégale, plus dure qu'à l'état normal. S'il existe plusieurs concrétions, on perçoit une espèce de crépitation produite par la collision.

Michon conseille de les extraire par la boutonnière, lorsque par leur volume ou leur situation elles deviennent une cause de troubles notables pour la fonction urinaire. Cette opération peut être pratiquée sans ouvrir le canal. Mais il n'est pas rare de voir alors le canal se rompre dans les jours qui suivent et produire une fistule urinaire qui pourra n'être que momentanée d'ailleurs. C'est ainsi que les choses se sont passées dans l'observation suivante, rapportée par M. Barker, et où l'on voit des concrétions prostatiques volumineuses déterminer une rétention d'urine complète.

Un villageois de 26 ans consulta M. Barker, le 25 octobre 1843, se plaignant d'une rétention complète d'urine et d'une vive douleur au périnée. Il rapporta que depuis l'âge de quatre ans, il avait souffert d'une incontinence d'urine qui l'éloignait de la société; mais il n'avait jamais eu jusque-là de rétention. Le pénis était œdémateux et offrait, à trois pouces de son extrémité, une petite ouverture fistuleuse, par où suintaient quelques gouttes de pus. En pressant le périnée rouge et tuméfié, on sentait une dureté profondément située, qui faisait entendre un peu de crépitation quand on essayait de le mouvoir. Le doigt introduit dans le rectum percevait la même sensation de crépitation, et reconnaissait ainsi la présence d'un corps étranger dans la région prostatique. Un stylet engagé par la fistule de la verge ne parvenait pas jusqu'au calcul.

Le lendemain 26 octobre, les téguments ayant été tendus en ce point, on fit sur le calcul une incision longitudinale de deux pouces au-devant de l'anus. Le calcul fut alors reconnu et on le sépara des parties ambiantes avec l'instrument tranchant. Mais comme ses diverses portions étaient adhérentes entre elles de manière à rendre impossible son extraction en masse, on leur imprima avec les doigts des mouvements de latéralité, afin de les détacher. Enfin, pour déloger celles qui résistaient à cette manœuvre, il fallut les pousser au dehors, au moyen d'un doigt porté dans le rectum, tandis qu'on achevait de les entraîner avec des tenettes. La plaie épongée, l'urine évacuée, on fit quelques points de suture entrecoupée pour rapprocher les bords de l'incision; mais les jours suivants l'urine sortit à travers ces lèvres et retarda leur réunion, qui fut ensuite aidée de nouveau par quelques points de suture entortillée. L'urine reprit peu à peu son cours naturel. Cependant le 16 novembre le malade ne pouvait encore en retenir qu'une once dans la vessie. La masse calculeuse, du poids total de 3 onces 4 drachmes et 1 grain, était composée de 29 petites pierres blanches offrant la couleur et la dureté de la porcelaine.

Le savant M. Golding Bird, auquel on avait envoyé un de ces calculs, affirma, avant même d'en connaître l'histoire, qu'il provenait de la prostate, vu que sa surface offrait l'aspérité des cellules dans lesquelles il avait été moulé, en les dilatant et en les amincissant, puis détruisant leurs cloisons intermédiaires (Dublin, *Medical press*, 1847).

CALCULS

DES

RÉGIONS CIRCONVOISINES

CHEZ L'HOMME

PHYSIOLOGIE PATHOLOGIQUE

Ce chapitre comprend tous les calculs que l'on rencontre dans les trajets fistuleux, et dans le tissu cellulaire du périnée, du scrotum et du pénis. Nous avons dit précédemment que ces calculs se rattachaient à ceux de l'urèthre, parce que leur existence supposait toujours une solution de continuité actuelle ou antérieure du canal, et, qu'à ce point de vue, il y avait intérêt à ne pas isoler leur étude.

Ces calculs peuvent avoir pour noyau un gravier venu de la vessie ou s'être formés sur place. Ce dernier mode de formation y est beaucoup plus fréquent que dans le canal, cependant les calculs formés autour d'un noyau venu des organes voisins sont encore prédominants. Le plus fréquemment, un gravier pénètre dans une fistule borgne ou complète, s'y arrête et se développe par les dépôts successifs qu'il reçoit. Peu à peu, il repousse le tissu cellulaire, l'organise en néo-membrane qui limite l'infiltration urineuse et l'empêche de s'étendre aux parties voisines, et demeure dans sa nouvelle situation jusqu'à ce que l'art intervienne ou qu'une modification survenue dans les tissus qui l'entourent détermine son élimination. Cette néo-membrane organisée, qui enkyste plus ou moins le calcul, présente généralement une coloration rosée et rappelle les caractères extérieurs des muqueuses avec lesquelles elle se continue sans changement extérieur appréciable. Elle acquiert quelquefois un degré d'organisation plus avancé, et on en voit qui sont comme cartilagineuses. Ces poches artificielles, dont quelques-unes pourraient admettre le poing, se continuent avec le canal par une ouverture de grandeur variable. Il s'est cependant rencontré des cas où toute communication appréciable avec le canal avait disparu. Tel est le fait suivant d'un calcul rendu spontanément par le périnée, et observé par M. Maisonneuve :

Un homme, âgé de 33 ans, qui avait été opéré à l'âge de 4 ans par la méthode latéralisée pour un calcul vésical gros comme un œuf de pigeon, n'avait plus éprouvé aucun accident du côté des voies urinaires, jusqu'à l'âge de 28 ans, où il entra à l'hôpital Cochin pour une tumeur périnéale. M. Michon ayant pratiqué une incision sur cette tumeur, rencontra presque immédiatement sous la peau un petit calcul ovoïde, muni d'aspérités nombreuses, et dont l'extraction n'offrit aucune difficulté.

Le 1ᵉʳ mai, le malade se présenta de nouveau à l'hôpital pour une affection analogue ; seulement la tumeur était déjà ulcérée, et par l'orifice de l'ulcération on voyait poindre l'extrémité d'un petit calcul jaunâtre, que M. Maisonneuve put extraire avec des pinces. Le calcul, formé de phosphate ammoniaco-magnésien, était oblong. Son grand diamètre était de 2 centimètres, le plus petit de 12 millimètres ; sa surface ne présentait aucune aspérité.

Un stylet introduit dans la plaie ne pénétrait ni dans l'urèthre, ni dans la vessie. Il s'arrêtait dans un cul-de-sac à 3 centimètres de profondeur ; aucune goutte d'urine ne suintait par l'orifice pendant la miction.

Une sonde introduite dans l'urèthre faisait reconnaître au niveau de la portion membraneuse un rétrécissement qui permettait toutefois le passage d'une algalie de 3 millimètres de diamètre. La vessie ne contenait aucun corps étranger. Le malade n'accusait aucune souffrance; il racontait qu'il y a 15 jours environ une douleur vague s'était fait sentir au périnée, que peu de jours après une petite tumeur avait paru, qu'elle avait grossi graduellement, qu'elle s'était ouverte en donnant issue à une petite quantité de matière purulente, enfin que depuis trois jours, le corps étranger faisait saillie à travers l'ulcération (*Gazette des hôpitaux*, 1851).

Dans l'espèce, l'absence d'écoulement de l'urine pendant la miction ne prouve pas d'une façon absolue que toute communication eut disparu, parce que l'ouverture pouvait être assez étroite pour ne pas donner issue à une quantité d'urine appréciable. Mais l'oblitération complète du trajet anormal ne paraît pas douteuse dans le fait suivant emprunté à Deschamps, où elle ressort pour ainsi dire de toute l'observation.

Un jeune homme âgé de 27 ans me consulta à l'occasion d'une petite tumeur que je remarquai au périnée, à peu de distance des téguments et à peu près à égale distance de l'arcade du pubis et de la tubérosité de l'ischion. Il me dit avoir été avoir taillé à l'âge de 10 ans par Frère Côme, ce que me confirma une cicatrice bien apparente. Il m'assura n'avoir éprouvé aucune difficulté d'uriner depuis sa guérison; la tumeur était très-distincte et contenait une pierre. Mon doigt introduit dans le rectum l'approcha assez des téguments pour que je pusse évaluer son volume à celui d'une petite aveline. Je proposai au malade de l'extraire : il ne voulut pas y consentir, alléguant pour raison qu'il la portait depuis plus de

12 ans sans souffrir. Je n'insistai pas et je le prévins seulement qu'à la première apparence d'accident, il ne négligeât point de la faire ôter. Il vint me voir une année après; je trouvai la tumeur absolument dans le même état; on l'avait effrayé sur les suites de cette maladie et il était décidé à l'opération.

J'incisai sur la pierre que j'eus bien de la peine à extraire, tant elle était serrée dans son enveloppe. Sa forme était ronde, sa surface assez unie, sa couleur grisâtre et sa grosseur de 3 lignes. Un peu de charpie sèche, soutenue par un bandage en T, fut tout l'appareil que j'appliquai. Le lendemain la charpie adhérait à la plaie. Je conseillai au malade d'appliquer le soir un cataplasme de mie de pain. Le jour suivant je trouvai peu de matières sur le plumasseau. Les linges qui couvraient la charpie étaient absolument secs, et pendant toute la cure, qui ne fut pas longue, je n'observai aucune apparence d'urine sur la plaie. C'est la seule fois que j'aie eu occasion d'extraire une pierre du périnée sans aucun écoulement d'urine (*Traité de la taille*).

Lorsque la genèse de ces calculs a lieu sur place, elle doit être attribuée à la décomposition de l'urine dans les culs-de-sacs ou dans les trajets fistuleux où elle séjourne. Le phénomène ne se produit point toujours dans une cavité unique. Lorsque l'infiltration d'urine envahit, par exemple, le tissu cellulaire de toute une région, que le liquide s'infiltre par une série de petits orifices distincts entre les mailles du tissu conjonctif, il peut se faire qu'il se produise sur plusieurs points une série de petits calculs, isolés par des fausses membranes. On a même vu, après un assez long temps, ces calculs rompre les cloisons qui les isolaient, se mettre en contact et se souder en une seule masse à autant de noyaux qu'il entrait de pierrettes dans leur composition. Louis admettait la formation de ces calculs isolés par une précipitation des sels de l'urine, dans les cellules du tissu cellulaire pénétrées par une véritable imbibition; mais cette interprétation ne se concilie guère avec nos connaissances actuelles sur les éléments du tissu conjonctif. Il faut donc admettre que la chose se passe dans des espaces relativement assez considérables, artificiellement créés par le refoulement ou par la destruction des tissus.

Une fois formés ou déposés dans les organes, et en communication avec l'urèthre par des trajets fistuleux qui leur apportent à chaque moment les matériaux de leur développement, ces calculs croissent plus ou moins vite, et dans des proportions qui n'ont plus pour limites que la résistance des tissus ou l'intolérance de l'organisme. Pour des raisons qu'il est facile de concevoir, ces pierres acquièrent des proportions généralement beaucoup plus considérables que dans l'urèthre même. C'est ainsi que M. Vanzetti (de Kharcoff) a observé un calcul développé dans le tissu cellulaire du pénis qui pesait sept onces et demi. Gérard en a vu un du scrotum qui pesait dix onces, Benoît (de Dunkerque) un autre de treize onces. Au périnée on en a trouvé de plus volumineux encore. Un calcul observé par Delaunay pesait dix-sept onces; deux autres, vus par Jacques, atteignaient dix-huit onces. Enfin, nous donnons plus loin la relation d'un calcul développé dans la région périnéale postérieure en avant du rectum et dont le poids s'élevait à 1,450 grammes.

Leur forme diffère complétement de celle des calculs uréthraux proprement dits. Développés au milieu de cavités sans formes déterminées, ils n'offrent plus comme précédemment une forme allongée et cylindrique, avec des étranglements correspondant aux points les moins dilatables. Leur figure est fort irrégulière. Il faut en excepter seulement quelques pierres développées dans des trajets fistuleux allongés, dont ils reproduisent la configuration.

Quelques-uns sont creusés d'une gouttière, pour le passage de l'urine, sur la face par laquelle ils sont en contact avec le canal, comme dans le cas suivant, rapporté par M. Da Luze.

Un homme de 30 ans entre à l'hôpital San Giuseppe di Lisbona. Il portait un calcul qui remplissait les bourses et qui fut extrait à l'aide d'une incision. Le calcul de petit diamètre avait une extrémité qui correspondait au col de la vessie et était très-élargi à l'autre extrémité qui distendait les bourses. Sur chacun de ses côtés était une dépression correspondant à chaque testicule. Du sommet à la base, il y avait une espèce de rigole pour le passage de l'urine, et sur la base même une échancrure, au niveau de la cloison des bourses. Ce calcul pesait 720 grammes (*Giornale delle scienze med. di Lisbona,* 1839).

D'autres portent l'empreinte des organes avec lesquels ils sont en contact. C'est ainsi que Morand pratiqua l'extraction d'un calcul du scrotum pesant quatre onces six gros et à la surface duquel on voyait une gouttière qui servait de réceptacle à l'urèthre. (*Mém. de l'Acad. de chir.,* t. III, p. 346.) Il en était de même dans deux cas que nous rapporterons plus loin à propos des calculs de la région pénienne et dont l'un a été observé par Vanzetti et l'autre par Salvatore, de Renzi. Dans ce dernier cas, le calcul formait autour du canal un anneau complet.

La manière dont se font les dépôts successifs influe aussi sur leur structure. On y rencontre rarement la forme stratifiée. La plupart sont stalactiformes. Quelques-uns de ces calculs envoient dans l'urèthre des prolongements qui en font des calculs mixtes. Mais cette variété paraît être assez rare.

Ces calculs sont le plus souvent uniques. Cependant on les rencontre quelquefois en assez grand nombre, soit dans une cavité distincte, soit réunis dans une même loge. Chelius en a retiré vingt-sept contenus une poche de scrotum. Blasius en a extrait quatre-vingts par une incision pratiquée à la partie antérieure du scrotum chez un enfant de six ans qui portait deux ouvertures fistuleuses. (*Obs. méd.*, p. 6; *Obs.* 25, p. 89.) Enfin, dans l'observation suivante, Colot raconte comment il a enlevé du scrotum quatre-vingts pierres grosses comme des pois :

Un garçon de 25 ans s'était rendu à Paris pour me consulter sur une tumeur apparente qui lui était survenue au scrotum insensiblement depuis environ 4 annécs. En la touchant on ne pouvait pas douter par le bruit qui s'y faisait que la capacité ne fût remplie d'un nombre assez considérable de pierres. D'abord j'envisageai cet accident comme une chose particulière, laquelle par conséquent méritait beaucoup d'attention. Avant de me prononcer sur ce qui pouvait en être la cause, je m'enquis de ce qui pouvait avoir précédé ce mal, et j'appris de lui qu'environ 5 ou 6 ans avant qu'il s'en fût aperçu il avait eu un abcès de la même capacité, que la matière, soit par sa mauvaise qualité, soit par son abondance, s'était fait jour tant au dehors que dans l'urèthre, de sorte qu'elle s'échappait avec les urines, tant par la verge que par l'ouverture du scrotum. Le chirurgien du lieu l'avait pansé et après avoir augmenté la plaie, il l'avait fait suppurer, et ensuite elle fut bien cicatrisée.

Je compris que ces messieurs s'étaient contentés de travailler à l'extérieur et qu'ils n'avaient pas assez fait attention sur ce que le canal avait été percé dans le temps même que la tumeur l'avait été, et que par conséquent il était resté une fistule à l'urèthre, laquelle avait communication en dedans du scrotum, que par là il se faisait un écoulement d'une portion des urines, qui par le séjour s'étaient converties en pierres ; c'est ce qui dans la suite se trouva véritable.

Je lui fis donc une incision sur la tumeur, et je lui ôtai près de 80 pierres grosses comme des pois; je donnai le jour davantage et je portai dans la fistule du canal, par dedans le scrotum, une petite tente de charpie, pour remplir sa capacité ; cette tente étant trempée d'une pierre à cautère fondue, fit tomber du contour et de l'entréc une eschare qui occasionna une louable cicatrisation. J'introduisis une sonde jusque dans la vessie et je l'y laissai quinze jours, pour détourner et recevoir l'urine, en sorte que par cette mécanique le malade a été parfaitement guéri (*Traité de la taille*, p. 16).

Les calculs multiples, comme ceux de l'urèthre, sont fréquemment taillés à facettes. C'est ainsi que dans le cas précédemment cité de Chelius, les calculs étaient juxtaposés les uns contre les autres par des facettes comme les pierres d'une voûte. M. Michon a extrait du périnée d'un homme qui avait été opéré quinze ans avant de la taille latéralisée par Lisfranc, plusieurs concrétions calculeuses taillées à facettes, lesquelles étaient contenues dans une poche accidentelle communiquant avec l'urèthre par un trajet fistuleux. Plusieurs calculs avaient été déjà rendus spontanément par des abcès. (*Société de chirurgie*, 1849.) Pour que ces facettes se produisent, il n'est même pas nécessaire que ces calculs soient en contact direct. Sept pierres que Louis retira du périnée et qui étaient enveloppées chacune dans un sac membraneux particulier, se correspondaient par des surfaces alternativement concaves et convexes. (*Mém. de l'Acad. de chir.*, t. VIII, p. 343.)

La tolérance de l'organisme est beaucoup plus complète ici que dans l'urèthre. C'est ainsi que, dans le cas de M. Maisonneuve, la maladie durait depuis dix-sept années; dans un autre de M. Vanzetti, elle s'élevait à dix-huit ans. Laroche et Deschamps ont publié des faits dont le début remontait à trente-six ans. Enfin, dans une observation de Louis, que nous donnons plus loin, les premiers accidents avaient plus de cinquante ans de date.

L'élimination spontanée de ces pierres est beaucoup plus fréquente que pour les calculs de l'urèthre. C'est ainsi que sur cinquante cas de calculs extra-uréthraux, nous avons rencontré cette élimination spontanée dix-huit fois, proportion qui est loin d'être atteinte par les premiers.

Le chirurgien est quelquefois appelé au moment où l'expulsion n'est pas encore complète et où la pierre apparaît à travers une ouverture artificielle. Il suffit alors de tirer avec une pince sur le corps étranger qui sort sans difficulté. Ailleurs il est besoin d'agrandir un peu l'ouverture avec le bistouri.

Quelques malades isolés de tout secours ont, dans certaines circonstances, pratiqué eux-mêmes ces débridements. D'autres, sous l'influence d'une excitation produite par la douleur, ont même incisé complétement les tissus qui séparaient la pierre de l'extérieur. C'est à des cas de ce genre qu'il faut rapporter ces prétendues tailles pratiquées par les malades eux-mêmes. Il en existe un assez grand nombre dans la science. Nous nous contenterons d'en citer quelques-uns. Tulpius a donné la figure d'un couteau avec lequel un homme qui avait subi deux fois la taille, s'était ouvert le périnée. Il en avait retiré une pierre de quatre onces, plus grosse qu'un œuf de poule. (*Obs. méd.*, l. 4 ; *Obs.* 30, p. 324, pl. XV.) Félix Pascal raconte qu'un homme de soixante ans se fendit le périnée avec un mauvais couteau et retira un calcul de la grosseur d'un œuf de pigeon. (Chopart, *loc. cit.*, t. I, p. 356.) Les Éphémérides curieux de la nature, 1688, obs. 60, renferment un fait analogue. Un homme qui avait été taillé dans sa jeunesse, se fit avec son couteau une incision sur la cicatrice qui résultait de sa première opération et retira une pierre longue de trois pouces et large de vingt lignes. Enfin, dans une thèse trop peu connue et qui a été soutenue en 1817 à Strasbourg, M. Laroche donne l'histoire d'un homme âgé de trente-huit ans, qui avait conservé un petit trajet fistuleux à la suite de la taille pratiquée dans son enfance et

qui, introduisant la pointe de son couteau dans la petite ouverture fistuleuse, fendit la cicatrice et ouvrit un passage
suffisant à un calcul long de trois pouces et large de un
pouce et demi. La fistule persistait encore dix-sept ans plus
tard.

Les auteurs anciens principalement n'ont point su toujours rattacher à leur véritable origine un certain nombre
de calculs expulsés spontanément par le périnée et qu'ils
considéraient comme des calculs de la vessie sortis par cette
voie. Une étude plus attentive du phénomène et une connaissance plus exacte de l'anatomie ont permis de restituer
à ces faits leur véritable signification. Tous ces calculs expulsés spontanément par le périnée étaient des calculs de
l'urèthre ou du tissu cellulaire voisin. Sans doute, il en est
un certain nombre qui n'avaient peut-être pas séjourné dans
l'urèthre un temps fort long et qui peu de temps auparavant peut-être étaient encore contenus dans la vessie ; mais
c'est en tant que calculs de l'urèthre qu'ils ont agi. Hâtons-
nous d'ajouter d'ailleurs que ce sont principalement les pierres
extra-uréthrales qui ont été observées dans ces circonstances.
C'est à Louis surtout que nous devons la connaissance de
cette vérité. Cet illustre chirurgien a démontré avec une
logique irrésistible que ces prétendues expulsions de calculs
de la vessie par le périnée étaient aussi impossibles au point
de vue anatomique qu'elles étaient peu justifiées par les symptômes. Parmi les faits qui ont donné lieu à ces erreurs, nous
en relèverons quelques-uns. Tel est le calcul du poids de huit
onces dont Sandifort a donné la figure et qui sortit par une
ouverture du périnée chez un enfant âgé de neuf ans, et qui
avait subi la taille deux ans auparavant. (*Obs. anat. pathol.*,
l. 4, p. 130.) Tel est cet autre fait rapporté par Delaunay,
d'un jeune homme qui conservait une fistule à la suite d'une

taille faite vers l'âge de cinq ans et qui vit un jour la tumeur qu'il portait au périnée se déchirer et livrer passage à deux pierres, dont le poids total s'élevait à dix-sept onces. (*Diss. sur la mal. et opér. de la pierre*, ch. 3, p. 40.) Au rapport de Deschamps, Benoît (de Dunkerque) fit l'extraction d'une pierre pesant treize onces chez un homme âgé de soixante ans, qui, dès sa plus tendre jeunesse, avait souffert des douleur pour uriner et qui portait une tumeur considérable au périnée et au scrotum. Enfin, Ledran nous a transmis, toujours avec la même faute dans l'interprétation, l'observation suivante :

Un garçon de 16 ans s'aperçut un jour qu'une petite tumeur s'était développée à son périnée. Comme elle ne lui causait pas de souffrances, il n'y fit aucune attention. A la suite d'un voyage à cheval, les parties molles se déchirèrent et livrèrent passage à une pierre de la grosseur d'un pois et à de l'urine, après quoi il resta une fistule. Au bout de quelque temps survint au bas du scrotum, vers le côté gauche, une autre tumeur qui amena la guérison de la fistule, mais fit de rapides progrès. Un jour que ce jeune homme se livrait à des efforts pour soulever un fardeau, il sentit une douleur considérable au périnée, y porta la main et s'aperçut qu'une pierre faisait saillie hors des téguments ; pendant huit jours il essaya vainement de la retirer : elle sortit d'elle-même au moment où il se levait de sa chaise ; son poids était de 1 once, 6 gros et 15 grains, et son épaisseur de 9 à 10 lignes ; elle avait une forme à peu près triangulaire (Ledran, *Obs. chir.*, t. II, obs. 79, p. 180).

Toutes les solutions de continuité du canal peuvent secondairement donner naissance à ces calculs. Telles sont les crevasses spontanées, les fausses routes, les poches urineuses, les fistules borgnes internes ou complètes, consécutives à un abcès, à un coup, à une chute ou à la taille. Parmi ces causes, la taille joue un rôle prépondérant. C'est ainsi que sur quarante malades atteints de calculs au scrotum et au périnée, seize avaient subi la taille antérieurement.

Comment agit la taille dans cette circonstance? — Elle prépare le développement des calculs de plusieurs manières. Tantôt elle donne naissance à une fistule complète qui lui succède sans transition, tantôt elle laisse derrière une fistule borgne dont l'existence reste complétement méconnue. Louis a considéré la taille au haut appareil comme prédisposant le plus aux fistules complètes et surtout aux fistules borgnes, à cause du défaut de parallélisme entre l'incision uréthrale et la plaie extérieure, disposition qui permet la cicatrisation de la plaie extérieure, sans qu'on puisse remarquer la persistance de la plaie intérieure. Deschamps croyait à l'engagement des calculs à travers la cicatrice encore récente. On s'est demandé depuis s'il existait bien, dans tous ces cas, des fistules remontant à l'époque même de la taille, et s'il ne fallait pas, dans certains cas, admettre comme probable la rupture consécutive de la cicatrice, au niveau du point qui avait été ouvert. Question difficile à élucider ! et qui a pour elle, cependant, une apparence de vérité, dans les cas où il y a eu absence complète et prolongée des accidents. Quoi qu'il en soit, les cas où l'on n'a pas constaté de fistules complètes dès le début sont les plus nombreux, puisque sur seize faits de calculs du périnée et du scrotum survenus chez des malades antérieurement soumis à la taille, cinq fois seulement on a noté des fistules complètes dès l'origine.

M. Ripault a présenté en 1842, à la Société anatomique, l'urèthre d'un homme qui avait été taillé six ans avant, et dans lequel on voyait deux calculs engagés dans de petites vacuoles formées par la cicatrisation du canal. On est en droit de se demander si ces calculs fussent restés uréthraux, ou si après avoir rompu les vacuoles cicatricielles qui les contenaient, ils ne fussent pas tombés dans le tissu cellulaire du périnée.

Toutes les altérations pathologiques, comme les rétrécissements, qui tendront à produire ou à entretenir les lésions organiques que nous avons considérées comme le plus favorables à la production de ces calculs, devront être considérées comme des causes prédisposantes d'un ordre éloigné. Il en sera de même de la lithotritie qui, produisant des fragments anguleux, prédisposera à la perforation du canal et à des fistules consécutives.

Parmi les faits qui démontrent le mieux l'influence des rétrécissements sur les calculs des régions voisines de l'urètre, nous citerons le cas suivant, rapporté dans Huxham :

Un jeune homme avait subi l'amputation de la verge. Les pansements ayant été mal faits, l'urèthre fut presque entièrement bouché par la cicatrice, de sorte qu'il fallait les plus grands efforts pour expulser l'urine par un grêle filet et au milieu de vives douleurs. Au bout de quelques temps il se développa à la partie moyenne et supérieure du scrotum une petite tumeur qui peu à peu acquit un volume considérable. Le malade perdit la faculté de rendre ses urines, qui ne sortaient plus que par un suintement involontaire, à travers quatre fistules scrotales et souvent mélées de pus. Vingt années environ après l'opération, le scrotum se déchira dans un violent effort pour lâcher l'urine; il en sortit une pierre pesant 5 onces et demi. Le reste de l'urèthre formait, avec la déchirure du scrotum, une cavité assez spacieuse pour admettre le poing d'un enfant. La guérison fut prompte et facile.

Les produits dont nous venons de tracer le développement et la marche, peuvent se classer en calculs de la région pénienne, calculs du scrotum et calculs du périnée, ces

derniers se divisant en outre en calculs de la région périnéale antérieure, et en calculs de la région périnéale postérieure.

Calculs de la région pénienne.

Les calculs développés en dehors de l'urèthre ne sont pas
nombreux dans cette région à cause du peu d'épaisseur des
tissus qui entourent le canal. Cette minceur explique encore
pourquoi, dans tous les faits observés, les calculs ne s'étaient
pas développés de toutes pièces dans le tissu cellulaire, et
paraissaient tous reconnaître pour noyau un calcul venu de
l'urèthre.

Ces calculs peuvent affecter les formes les plus bizarres et
suivre dans leur développement les voies les plus singulières.
C'est ainsi que, dans le cas observé par M. Vanzetti, la masse
calculeuse avait écarté le feuillet muqueux du feuillet cutané
du prépuce, et produit une variété de phymosis encore in-
connue. Dans une observation publiée par Eller, dans les
Bulletins de l'Académie de Berlin (1755), on voit la matière
calcaire envahir la substance spongieuse. Enfin, dans le fait
suivant, observé par Salvatore, de Renzi, le calcul formait
autour du canal un anneau presque complet.

Un jeune homme d'environ dix-huit ans se présente chez
M. Salvatore pour le consulter sur une tumeur qu'il portait depuis longtemps à la base de la verge. Le professeur trouve une
concrétion calculeuse. Il apprend que le malade, depuis l'enfance, souffrait souvent de la gravelle, mais qu'un jour il avait
éprouvé une sensation douloureuse à la base de la verge, dans
un point correspondant à l'urèthre; la douleur avait été crois-

sant et avait duré un certain temps. Elle s'accompagnait d'une tumeur dans le même point qui n'avait fait que s'accroitre, de manière à acquérir en cinq ou six ans le volume qu'elle possédait alors. Le chirurgien se décide à l'opération ; il tend les téguments, fait une incision en long et, en un seul temps, met le calcul à nu, ainsi que la portion de l'urèthre située près de la base du pénis. Le calcul était de forme elliptique, de plus de deux pouces de long sur un demi-pouce d'épaisseur ; il était à cheval, comme en manière de selle, sur une portion des corps caverneux. Lorsqu'on chercha à le ramener en avant à l'aide d'une curette, il se détacha des parties sous-jacentes, et l'on s'aperçut qu'il était perforé selon sa longueur et traversé par un cylindre membraneux, le long duquel il était mobile, pouvant être poussé en haut et en bas. Le professeur soupçonnant que ce cylindre membraneux n'était autre que l'urèthre, y introduisit une sonde et s'assura ainsi que ce calcul s'était formé autour de l'urèthre même, qu'il contenait dans son intérieur comme le penon entoure le fuseau. Il prit alors le brise-pierre, rompit le calcul en plusieurs fragments, le détacha des parties molles ; et alors on s'aperçut que l'urèthre était percé dans le point correspondant au centre du calcul. Après l'extraction, il resta au canal une perforation qui guérit rapidement (*Gazette médicale*, 1834).

Les symptômes que l'on observe sous l'influence de ces calculs sont intimement liés à leur siége et à l'étendue de leur développement. C'est ainsi qu'une pierre peu volumineuse pourra passer presque inaperçue et ne manifester sa présence que par une petite nodosité à son niveau. Si le canal n'est pas comprimé, les troubles fonctionnels seront nuls. Il en sera tout autrement si la forme des parties est modifiée. Il en résultera des désordres plus ou moins graves du côté de la miction.

Le diagnostic s'établira par les antécédents et par le toucher extérieur, qui permet de sentir dans un point presque superficiel une tumeur dure, pierreuse, coexistant avec la

perméabilité du canal. Lorsqu'il existera sur quelque point
de la tumeur un ou plusieurs trajets fistuleux, l'emploi du
stylet permettra de reconnaître directement la nature du
mal. C'est ce qui eut lieu dans le cas suivant, où le diagnostic
ne présentait d'ailleurs aucune obscurité. Ce fait intéressant,
auquel nous avons fait allusion plusieurs fois, appartient à
M. Vanzetti, professeur de clinique chirurgicale à Kharcoff :

Schandrin, paysan de l'Ukraine, âgé de dix-neuf ans, se fit
recevoir à la clinique chirurgicale de l'Université, le 9 octobre
1837. D'une constitution robuste et paraissant jouir d'une parfaite santé, ce ne fut qu'avec peine que nous pûmes connaître le
motif qui avait décidé ce jeune homme à demander nos soins; il
paraissait vouloir laisser à nos investigations la découverte d'un
défaut qu'il avait jusque-là rigoureusement caché et qu'il croyait
ne pouvoir révéler sans honte. Ce ne fut pas sans surprise que
nous vîmes le pénis du jeune paysan présenter un volume et
une forme tout à fait extraordinaires.

Notre surprise augmenta encore lorsque, saisissant le membre que la paume de la main pouvait à peine embrasser, tant
était grand son volume, nous le trouvâmes d'une pesanteur
énorme et de la dureté de la pierre. C'était un cas de phymosis
complet, accompagné de circonstances toutes particulières. En
effet, le pénis, à partir d'un travers de doigt du pubis, prenait
dans toute sa circonférence la forme d'une tumeur à peu près
ovoïde, dont le diamètre transversal était de deux pouces et
demi, le diamètre longitudinal de quatre pouces. Cette tumeur
était recouverte de la peau de la verge parfaitement saine,
mais par sa tension elle rendait les veines très-manifestes.
Son sommet représentait un renflement sphéroïdal, plus proé-
minent à droite et séparé par une légère dépression du reste de
la tumeur; à l'extrémité supérieure de ce renflement on voyait
un repli valvulaire qui n'était que l'orifice du prépuce. Toute
la tumeur, comme nous l'avons dit, donnait à la main qui l'ex-
plorait la sensation d'une pierre immédiatement recouverte

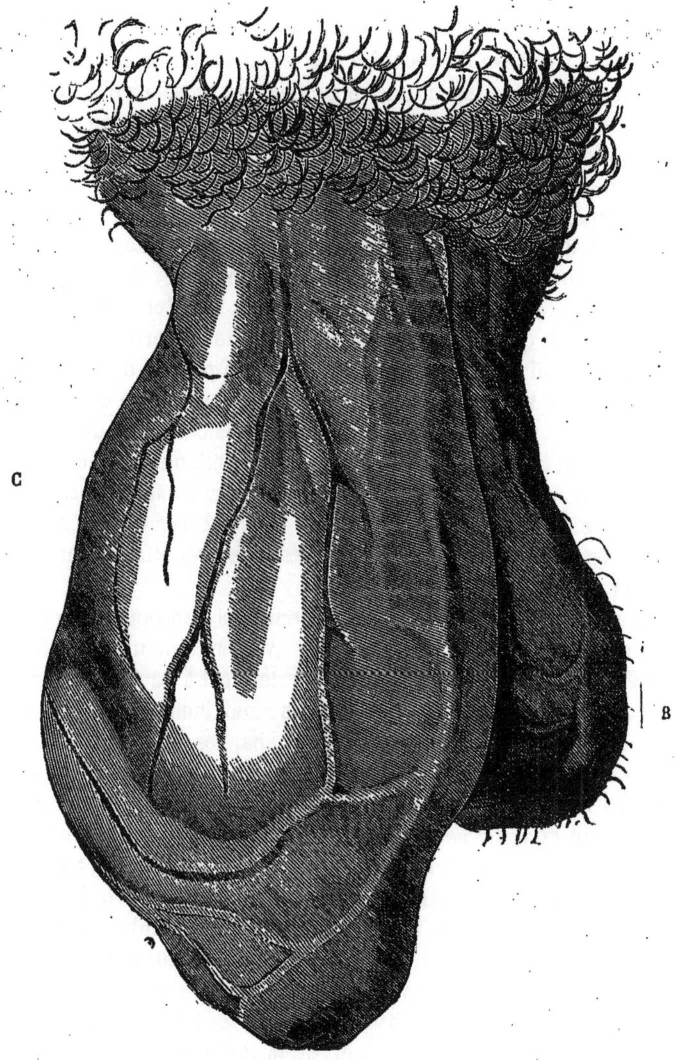

Fig. 25. — Pénis dans le tissu cellulaire duquel s'est développée une pierre volumineuse qui a séparé le feuillet muqueux du feuillet cutané du prépuce.

A. Orifice du méat. — B. Testicule gauche. — C. Siége de la pierre indiqué par la saillie des tissus.

de la peau qui l'embrassait étroitement ; seulement le long de
la face antérieure de cette lourde masse et plus à gauche qu'à
droite, on reconnaissait par le toucher la présence d'un corps
plus mou, plus allongé, qui se laissait un peu déprimer, et qui
finissait à un pouce de distance de l'extrémité supérieure de
la tumeur. Suivant avec les doigts la ligne qui limitait à droite
et à gauche ce corps, on s'apercevait qu'il était logé dans une
rainure, dans la masse pierreuse sous-jacente ; ce corps était le
pénis. En faisant uriner le malade devant nous, on vit que la
presque totalité de l'urine sortait en jet par l'orifice du prépuce, mais qu'une partie sortait par une ouverture presque
capillaire qui se trouvait au côté droit, un peu au-dessus de la
moitié de la tumeur. Un stylet introduit dans cette ouverture
fistuleuse touchait à nu la surface d'un calcul ; introduit dans
l'orifice du prépuce, il suivait un chemin obliquement de droite
à gauche, mais ne touchait le calcul dans aucun point. Cela
suffit pour nous faire reconnaître que ce corps étranger n'é-
tait pas logé, comme le sont les calculs préputiaux, entre le
gland et le prépuce.

Quant à l'histoire de ce fait, le jeune paysan nous dit avoir
appris de ses parents que, lorsqu'il avait à peine un an, il fut,
pendant plusieurs jours, en danger de mort à cause d'une rétention d'urine dont il avait été pris soudainement, et que ce
ne fut que par des paroles magiques, par les manipulations et
par les remèdes que lui administra une vieille femme, que les
urines reprirent leur cours ; dès ce moment ses parents s'a-
perçurent de la présence d'une petite dureté, du volume d'un
petit pois, le long de la surface inférieure du membre, à quelque distance de son extrémité ; cette dureté ne disparut jamais,
mais augmentant peu à peu, elle donna au membre la forme
actuelle, sans cependant lui avoir causé aucune souffrance
jusqu'à l'âge de quinze ans ; alors il éprouva des douleurs qui
devenaient surtout très-intenses toutes les fois qu'il urinait ;
la peau s'enflamma au côté droit de la tumeur, et les douleurs
disparurent entièrement après la formation d'un petit abcès
qui s'ouvrit, laissant l'ouverture par laquelle on voyait sortir
une partie de l'urine.

Ces renseignements, tout imparfaits qu'ils étaient, suffisaient

cependant pour nous mettre à même de suivre l'origine et les
progrès du calcul. Certainement lorsque, à l'âge d'un an, le
malade fut pris d'une rétention d'urine, un calcul, descendu des
reins dans la vessie, s'engagea dans l'urèthre sans pouvoir franchir ce canal, et s'arréta près de la fosse naviculaire ; là probablement il usa peu à peu la muqueuse uréthrale et le tissu
même de l'urèthre, et vint en contact avec le tissu cellulaire
sous-cutané qui, par les progrès lents de l'ulcération, put s'é-
paissir et empêcher la formation d'un abcès, lequel aurait
donné issue au calcul et guéri le malade. Le laxité du tissu
sous-cutané du pénis permit au calcul de s'agrandir dans toutes
les directions, par la déposition des sels de l'urine dont il
était baigné à chaque émission. Il est facile de concevoir
comment, pendant dix-huit ans que dura l'augmentation successive du calcul, il avait, du côté de son extrémité inférieure,
décollé le feuillet muqueux du feuillet cutané du prépuce en
formant une poche circonscrite par ces deux feuillets, et comment, du côté opposé, il avait de plus en plus décollé la peau
de la surface inférieure de la verge, en s'interposant entre
celle-ci et les téguments. L'agrandissement du bout inférieur
du calcul ne pouvait avoir lieu sans faire avancer de plus en
plus le prépuce au-devant du gland et repousser celui-ci en
haut et en arrière et déterminer un phymosis.

La tumeur fut fendue selon le diamètre longitudinal, à sa
surface inférieure, avec un bistouri guidé sur la rainure d'une
sonde qu'on avait préalablement introduite par l'ouverture fistuleuse, entre le calcul et les parois de la poche. En écartant
les bords de la fente qu'on venait de pratiquer, on expulsa
d'abord un grand calcul qui constituait les deux tiers inférieurs
de la tumeur, puis un autre calcul qui en constituait le bout
supérieur. Ces deux masses étaient articulées ensemble par
leur bout correspondant et pesaient réunies 224 grammes.
Toute la surface interne de la poche était tapissée d'une membrane de couleur nacrée, dure, coriace, presque cartilagineuse,
qui, même après son évacuation, s'affaissait à peine. Des
lors, pour dégager le gland, on pratiqua l'opération du phymosis. Il est facile de concevoir que le bout inférieur de la
poche se trouvant entre les feuillets du prépuce, ce bout fut

enlevé avec les deux lambeaux. Les parois de la poche, qui pendaient d'un côté et de l'autre du pénis, furent aussi en partie excisés.

Après l'excision du prépuce et des parois de la poche, le pénis s'approchait déjà de sa forme naturelle : le gland ne présentait aucune anomalie; mais l'urèthre, à partir d'un pouce de la racine des bourses jusque vers la fosse naviculaire, était privé de sa paroi inférieure; les limites de la partie qui restait étaient tracées par deux lignes saillantes, parallèles l'une à l'autre; et cette partie était aussi dure, aussi cartilagineuse que le reste de la poche à laquelle elle était continue.

Il était à espérer qu'après avoir ôté le calcul, le tissu dur, cartilagineux, de la partie des corps caverneux et de l'urèthre qui avait été en contact avec lui, se ramollirait et permettrait de réunir les deux bouts saillants de la fente et de rendre à l'urèthre sa continuité. En effet, quarante jours après la première opération, les tissus s'étant tant soit peu ramollis, on aviva à l'aide de ciseaux les deux bords, et à l'aide de six épingles et de la suture entortillée on les mit en contact. Pour en faciliter le rapprochement et rendre moindre la tension qui devait s'ensuivre, on fit préalablement une incision parallèle à chacun des bords qu'on devait rapprocher. Une sonde fut introduite dans la vessie; mais son introduction fit découvrir une complication qui rendait bien plus grave l'état du malade. Un autre calcul d'une grandeur considérable se trouvait enchatonné dans la partie prostatique de l'urèthre; il y était immobile et faisait saillie dans le rectum, sous la forme d'une sphère d'un pouce de diamètre, contre laquelle l'indicateur introduit dans cet organe allait frapper. Ce second calcul n'avait jamais causé d'incommodité au malade qui en ignorait absolument l'existence. Mais sa présence rendait difficile et douloureuse le séjour de la sonde, et nous fûmes obligé de la retirer. C'est peut-être ce qui fut la cause que cet essai uréthroraphique fut sans succès. L'urine suinta par la suture, et au cinquième jour, ôtant les épingles, on vit que l'adhésion n'avait eu lieu qu'à l'extrémité supérieure de la fente, dans l'étendue d'une ligne et demie seulement. Cet essai amena cependant des changements

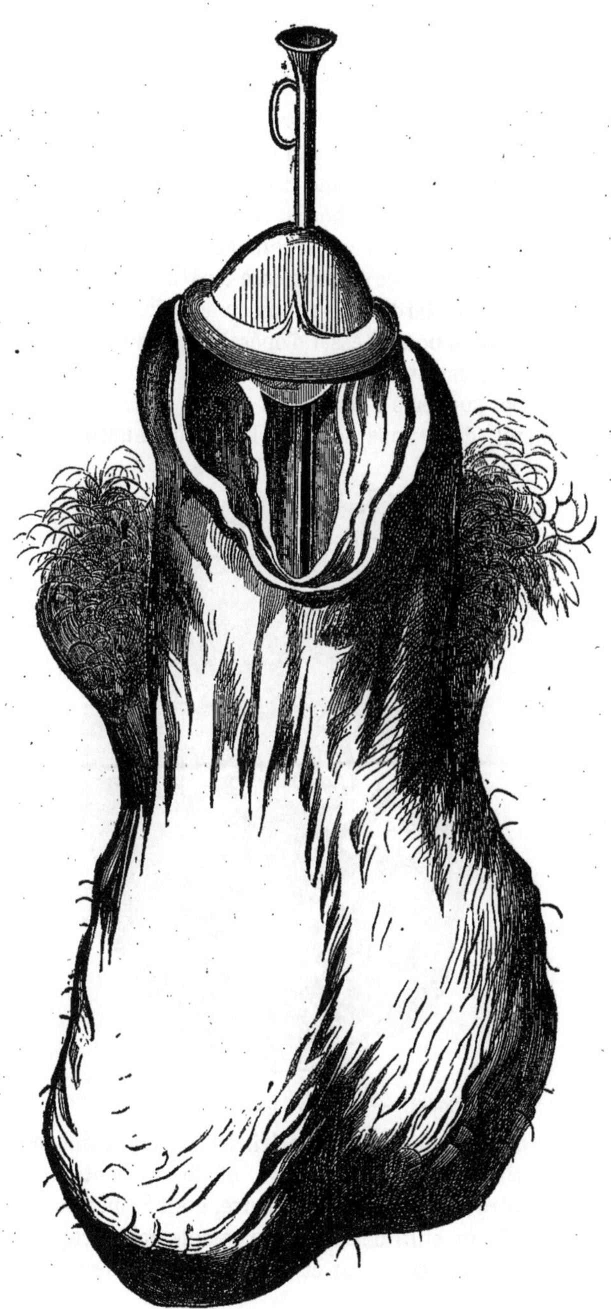

FIG. 26. — Pénis représenté après l'ablation de la pierre. — La cavité anormale est fort rétrécie ; une perte de substance, à travers laquelle on voit la sonde, représente l'orifice de communication avec le canal.

très-favorables dans les parties sur lesquelles on avait agi ;
car le travail inflammatoire qui suivit l'opération ramollit tellement les tissus que la fente uréthrale devint très-étroite par
le rapprochement de ses bords. Il était donc permis d'espérer
un succès complet dans une seconde tentative ; mais le malade
refusa toute assistance chirurgicale à partir de ce moment.

Trois ans plus tard, nous avons eu occasion de le revoir ; lui
ayant parlé d'un nouvel essai d'opération, il nous répondit qu'il
venait de se marier et qu'il était assez heureux de son état
pour ne pas songer à l'améliorer.

Le calcul, dont nous donnons le dessin ci-après, était com-

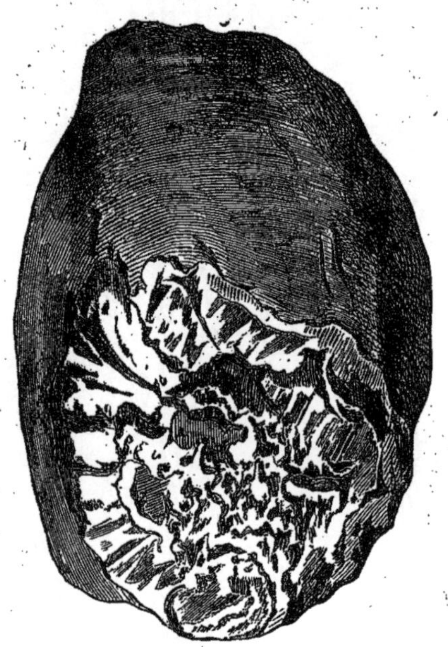

FIG. 27. — Calcul vu par sa face inférieure.

posé de deux parties, l'une inférieure, formant une masse de
huit centimètres de haut en bas, et de six centimètres d'un
côté à l'autre ; la seconde, supérieure, était formée par la juxta-
position d'une multitude de petits calculs polyédriques parfaitement articulés entre eux et avec la grande masse.

Le gros calcul était ovoïde ; à son extrémité inférieure, on remarquait un certain nombre de facettes plus ou moins étendues, qui servaient d'articulations aux petits calculs.

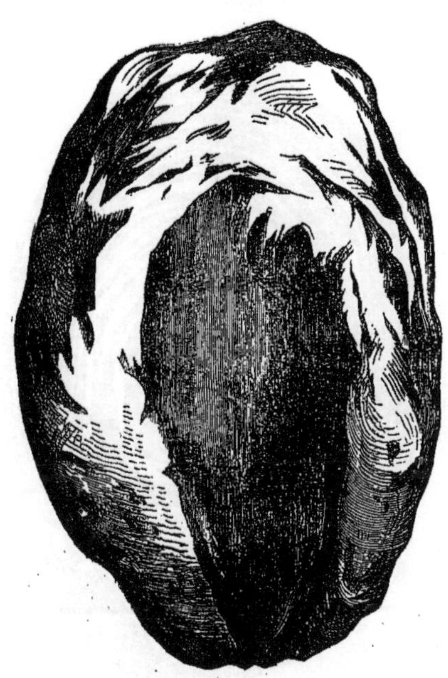

Fig. 28. — Même calcul vu par sa face supérieure et antérieure, où il présente une gouttière qui servait à loger le pénis.

Sur la surface antérieure est une dépression longitudinale dans laquelle était logée la verge. Cette dépression est divisée en deux à son extrémité par une arête remarquable, formée par une saillie très-prononcée qui pénétrait dans l'urèthre par le bord inférieur de la fente de ce canal.

Toute sa surface est compacte, sa dureté remarquable, sa couleur sale, café au lait. Son poids, comparé à son volume, est évidemment plus grand que s'il était formé uniquement de sels de chaux. Aussi l'analogie a-t-elle fait voir qu'il contenait une faible proportion de phosphate de chaux et une plus grande proportion d'acide urique.

La coupe de ce calcul fait voir qu'il était composé de couches concentriques, très-bien exprimées et formées alternativement d'acide urique et de phosphate de chaux. (*Société anatomique*, t. XIX.)

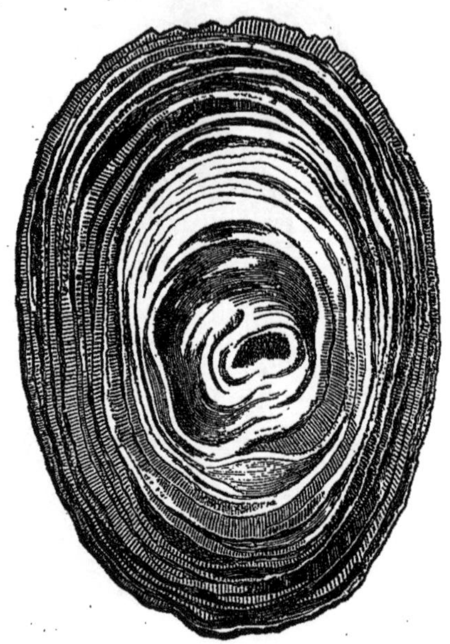

FIG. 29. — Coupe du même calcul, montrant l'existence d'un noyau central et la disposition concentrique de ses couches.

TRAITEMENT.

Dans les cas simples, le traitement est tout indiqué. Il consiste à attaquer directement le calcul en incisant les tissus suivant la direction du canal. Après avoir retiré le corps étranger on pourra rapprocher les lèvres de la plaie par des points de suture, comme dans l'uréthroraphie. Peut-être serait-il d'une bonne pratique, avant de faire ce rapprochement, d'exciser légèrement avec des ciseaux les bords de l'ou-

verture fistuleuse, afin de les aviver, d'en rendre par conséquent la cicatrisation plus facile, et de prévenir la formation
d'une fistule consécutive.

Cette persistance des trajets fistuleux après l'opération
n'est d'ailleurs point rare ici. Nous l'avons constatée dans
le cas de M. Vanzetti. Nous-même, pendant notre internat à l'hôpital Sainte-Eugénie, en avons observé un cas
dans le service de M. Bergeron. Il s'agissait d'un enfant
chez lequel M. Marjolin avait extrait l'année précédente un
petit calcul logé dans l'épaisseur de la paroi inférieure du
pénis. Après l'extraction il était resté un trajet fistuleux
oblique d'arrière en avant et un peu de gauche à droite, qui
s'ouvrait dans l'urèthre à 3 centimètres environ en arrière du
méat, et par lequel s'écoulait une partie de l'urine pendant
la miction.

En voici un autre exemple, consécutif à une expulsion
spontanée et dont la relation nous a été laissée par Coopmans :

En 1767, le nommé Tyalline Beernts, âgé de cinquante-
huit ans, éprouva quelques douleurs en urinant ; il observa
dans l'urèthre une pierre de la grosseur d'un pois et qui y était
fixée : le volume de la pierre augmenta par degrés ; le malade,
malgré la difficulté qu'il éprouvait à uriner, ne prit le conseil
de personne ; il se contenta d'appliquer un cataplasme émol-
lient sur la partie malade, ce qui lui procura du soulagement ;
peu à peu cependant la pierre augmentait de volume ; les topi-
ques ne remédièrent ni à la douleur ni à l'inflammation. En
1770, la tumeur suppura et une petite portion de la pierre se
fit jour à travers la partie latérale gauche de l'urèthre ; le poids
de la tumeur devint si à charge au malade qu'il prit le parti de
la soulever avec un suspensoir ; l'urèthre percé, une partie des
urines passa par la plaie ; par degrés, la partie du canal depuis
la pierre jusqu'au gland diminua de diamètre, parut s'oblité-
rer, et les douleurs augmentèrent d'intensité.

Le 19 juin 1773, le malade était presque réduit au désespoir, tant il souffrait, lorsque, faisant un effort pour porter un vase rempli de lait, il se trouva tout à coup soulagé. Étonné de ne plus souffrir, il en chercha la cause, ôta son suspensoir, dans lequel il trouva du sang, et fut bien surpris d'y trouver aussi la pierre. Le lendemain, Coopmans, qu'il fut voir et auquel il la montra, la reconnut pour un calcul urinaire qu'il crut d'abord, d'après son volume, être plutôt sorti du périnée ou du scrotum; il ne se convainquit qu'elle était sortie de l'urèthre qu'après avoir examiné la partie; la verge qui, avant la sortie de la pierre, avait acquis le volume du poing, était beaucoup diminuée, et l'ouverture, placée un peu au-dessous du gland, par laquelle était sortie la pierre, avait tout au plus le diamètre d'un pouce. (Deschamps, à qui nous empruntons cette observation, pense avec raison que cette pierre ne devait plus être depuis longtemps dans le canal, qui avait été détruit et désorganisé, mais bien dans le tissu cellulaire, sous la peau.) Le malade, débarrassé de la pierre, refusa tout conseil; la nature seule ramena les parties à leur état naturel; il en fut quitte pour une fistule qu'il garda jusqu'à sa mort, arrivée en 1783.

Cette pierre pesait cinq onces, six gros et deux scrupules. Elle avait trois pouces de longueur; sa largeur était, d'un côté, de deux pouces une ligne, et de l'autre, de vingt-deux lignes.

Calculs du scrotum.

L'étude des calculs du scrotum aurait pu ne pas être isolée de celle des calculs du périnée, parce que le scrotum n'en est qu'une dépendance, et qu'un certain nombre de pierres qu'on y trouve proviennent directement du périnée. Cependant nous avons préféré les étudier dans un chapitre à part, parce qu'aujourd'hui la plupart des anatomo-pathologistes décrivent le scrotum comme une région naturelle, et parce qu'elle renferme des calculs qui lui appartiennent en propre.

Sur la lecture même des textes nous avons restitué à cette région un certain nombre de faits qui en avaient été distraits à tort. Telles sont les observations de Blasius, de Colot, de Morand et de Covillard que Civiale avait rattachées aux calculs de l'urèthre proprement dits. Dans cette étude, hérissée de difficultés, la distinction n'est pas toujours commode sans doute, mais elle ne paraît pas douteuse ici.

Malgré son peu d'étendue, le scrotum est fréquemment le siége de calculs circonvoisins. Il faut attribuer ce fâcheux privilége à la laxité de son tissu cellulaire et à sa continuité avec celui du périnée. Les calculs qu'on y rencontre sont parfois consécutifs à la rupture du canal à son niveau. Mais plus fréquemment encore la solution de continuité est située plus haut, dans un point correspondant à la région périnéale antérieure. La progression de l'urine vers le scrotum est favorisée par la présence de l'aponévrose périnéale inférieure qui ne lui permet de s'infiltrer que dans cette direction.

Nous retrouvons ici toutes les causes prédisposantes que nous avons énumérées dans nos généralités. Il est donc inutile d'y revenir longuement. Nous donnerons cependant, à titre d'exemple, l'observation suivante, où l'on voit une pierre se développer à la suite d'une chute sur le périnée, qui sans aucun doute avait déterminé la rupture du canal.

M. Pierceau, chirurgien-major du vaisseau du roi *le Bourbon*, fut consulté par un pilote sur une tumeur qu'il avait à la partie moyenne du scrotum. M. Pierceau la jugea d'abord squirrheuse, et il en proposa l'extirpation, parce qu'elle incommodait le malade principalement lorsqu'il urinait : il ressentait alors un picotement très-vif dans le canal de l'urèthre. Le malade, déterminé à suivre le conseil de son chirurgien, fut préparé par les remèdes généraux. Pendant l'opération, M. Pierceau aperçut un canal de communication de la tumeur à l'urèthre. Il continua d'emporter la tumeur et pansa la plaie selon l'art. En disséquant ensuite la masse qu'il avait extirpée, il fut fort surpris d'y trouver une pierre de deux onces et un gros. Le malade n'avait jamais rendu aucun gravier; il n'avait point eu de rétention d'urine, ni de maladie vénérienne. Il protestait même qu'il n'avait jamais eu de commerce avec aucune femme; mais, six ans auparavant, il avait reçu un coup de pied sur le scrotum, qui avait occasionné une vive douleur dans cette partie. M. Pierceau jugea avec beaucoup de fondement que le canal de l'urèthre avait souffert une contusion qui donna lieu à une ouverture par laquelle l'urine s'était fait jour dans le tissu cellulaire, et qu'elle y avait formé cette pierre par l'addition successive de couches tartareuses les unes sur les autres. Un léger caustique, mis dans le trajet qui communiquait avec l'urèthre, y fit une eschare dont la chute permit la formation d'une cicatrice solide. (Louis, *Mém. sur les pierres urinaires formées hors des voies naturelles de l'urine.*)

On a même vu quelquefois ces calculs survenir sans cause appréciable, comme dans le cas suivant, rapporté par Gérard :

Un vigneron de soixante ans avait des difficultés à uriner depuis l'âge de vingt-cinq ans. Au bout de vingt-deux ans survint de l'inflammation, puis un abcès qui fut suivi d'une fistule. Treize ans plus tard, il se forma entre le pénis et le scrotum un nouvel abcès qui s'ouvrit après une mortification des tissus superficiels. Dans cette ouverture, on vit un corps dur, rond, qui tout à coup fut expulsé spontanément avec du pus. Ce corps était un calcul pyriforme, à surface granuleuse, et pesant dix onces. Le trajet fistuleux ne s'est point cicatrisé. (*Journ. de Græffe et de Walthr*, vol. VI, p. 366.)

L'absence de toute résistance active explique le volume considérable que ces pierres peuvent acquérir. Mott a publié dans *The Philadelphia journal of medecine*, t. V, p. 335, un cas où le volume du scrotum était douze à quinze fois supérieur à sa grosseur normale et descendait jusqu'au tiers inférieur des cuisses; aplati en avant et en arrière, il était parsemé surtout latéralement de plusieurs douzaines de tumeurs de diverses grosseurs, depuis celle d'un pois jusqu'à celle d'une muscade, de consistance pierreuse, de couleur blanche et recouverte par les téguments. Cet assemblage de tumeurs avait à peu près l'aspect d'une énorme grappe de raisin, les téguments qui enveloppaient deux ou trois des plus grosses étaient ulcérés depuis plus d'un an, et fournissaient constamment une matière purulente très-fétide. Au fond des ulcérations on apercevait des corps blancs, arrondis, de consistance pierreuse : une matière blanche, semblable à du mortier, s'écoulait par les ulcérations ; la maladie datait de vingt années. (Civiale, *Traité de l'affection calculeuse*, p. 367.)

Au chapitre des généralités nous avons dit que les pierres extra-uréthrales pouvaient être emprisonnées dans des poches membraneuses, qui en faisaient autant de kystes différents. Au milieu de beaucoup d'exemples, nous citerons le suivant, qui a eu un certain retentissement, parce qu'il fut le premier observé.

Un enfant de dix ans était en proie à une fièvre violente causée par une tumeur très-dure, douloureuse et grosse comme une forte noix, qui se prononçait sous la cicatrice d'une opération de taille exécutée deux années auparavant. Le canal était libre et l'enfant urinait à plein jet. Louis fit appliquer des cataplasmes émollients sur la tumeur. Au quatrième jour, il découvrit vers la partie supérieure de l'ancienne cicatrice une ouverture d'où il tira un calcul gros comme une aveline. Une sonde portée dans la plaie lui apprit que d'autres corps étrangers en occupaient encore le fond. Il fendit la tumeur et parvint à extraire sept pierres dont chacune était enveloppée dans un sac membraneux particulier qu'il fallut inciser. Réunis ensemble, ces calculs formaient un corps du volume d'un noyau de pêche. Ils se correspondaient par des surfaces alternativement convexes et concaves. (Louis, *Mém. de l'Acad. de chir.*, t. VIII, p. 343.)

Ces pierres ne restent pas toujours exclusivement limitées au tissu cellulaire même du scrotum. Il en est qui envoient des prolongements dans le canal par l'ouverture qui fait communiquer leur loge avec l'urèthre. C'est même là un point encore assez mal étudié et mal défini dans l'histoire de ces calculs. Le journal de Graeffe et de Walther (1822), donne la figure d'un calcul du poids de 5 onces et 3 gros, qui paraissait occuper à la fois la cavité du canal et une loge creusée dans le scrotum (t. III, page 399).

L'expulsion spontanée est ici un fait commun, soit qu'elle s'opère par une ouverture fistuleuse préexistante, soit que le calcul s'ouvre une voie artificielle par un abcès ou par la gangrène des tissus. La minceur des téguments explique suffisamment la fréquence de ce mode de terminaison. Nous en avons déjà donné plusieurs exemples. Nous y ajouterons celui-ci qui se trouve dans le fameux mémoire de Louis sur les pierres développées en dehors des voies urinaires et qui lui avait été communiqué par M. Le Gaigneau, chirurgien à Coulange-la-Vineuse, près d'Auxerre.

Un habitant de ce lieu, âgé de cinquante-huit ans, a été taillé à l'âge de huit ans, par la méthode du grand appareil. Dix-huit ans après, il s'aperçut d'une petite tumeur de la grosseur d'une noisette sous l'os pubis, et il se fit au scrotum un trou fistuleux par lequel la plus grande partie de l'urine s'échappait. Depuis vingt ans, le trou fistuleux du scrotum se rouvrait à peu près de quatre années l'une; et cela est arrivé presque tous les ans depuis 1746. Après ces petites crevasses, dont il sortait un peu de pus sanguinolent, cet homme se trouvait très-bien et n'était incommodé que par le poids de la tumeur. Il est monté à cheval pour ses affaires jusqu'au mois de janvier 1754. M. Le Gaigneau fut appelé pour le voir le dix-septième jour de février suivant, parce qu'il venait de rendre naturellement une pierre monstrueuse du poids de dix onces et demie,

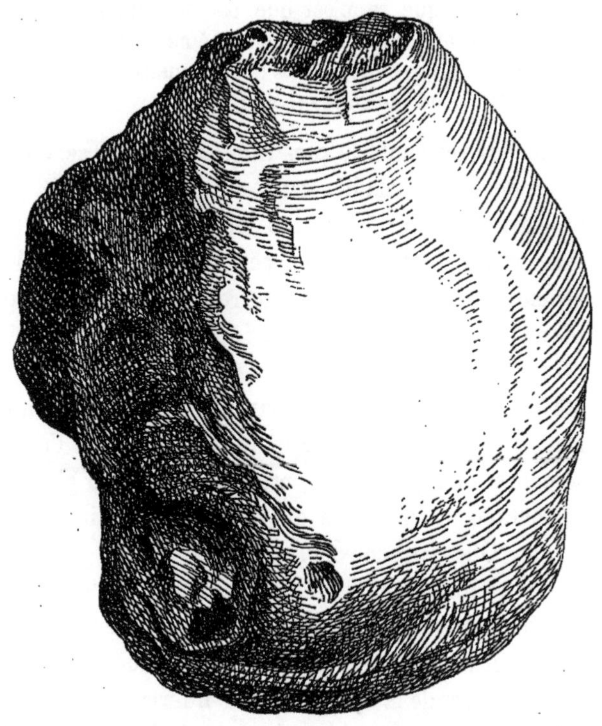

FIG. 30. — Pierre du scrotum rendue spontanément par une ouverture artificielle. Elle est formée d'un grand nombre de pierrettes agglutinées.

enveloppée, dit-on, d'une membrane large comme la main et fort mince. On aurait pu introduire le poing dans l'endroit qu'occupait cette pierre. Le scrotum et le périnée en avaient été extrêmement dilacérés; mais, par des soins méthodiques, ces parties se sont rapprochées ; les callosités de cette ancienne fistule se sont fondues par la suppuration qu'on a excitée ; mais les bords des téguments se sont renversés en dedans, et une partie de l'urine sort par un trou fistuleux qui est dans le fond de cette espèce de vulve. L'examen de la pierre fait voir qu'elle a été originairement composée de plusieurs autres formées séparément, et que ce n'est que par la succession des temps qu'elles ont été comprises dans la même masse, par le progrès de la dilacération des feuillets membraneux qui les séparaient. (*Mém. de l'Acad. de chir.*, t. VIII.)

Un des accidents le plus fréquemment observés dans le cours de cette maladie, est l'existence de trajets fistuleux préexistant à leur formation ou développés sous leur influence. Dans quelques cas, comme dans l'observation précédente, on voit ces fistules se rouvrir d'une façon presque périodique, pour livrer passage à un calcul, à de l'urine ou à du pus, puis se refermer pour un temps. Ces trajets fistuleux donnent en tout ou en partie seulement issue à l'urine. Dans un fait qu'il a observé, Covillard dit que l'urine et la semence, en l'éjaculation, prenaient issue par plusieurs cuniculations et sinuosités qui venaient aboutir au col de la vessie. (Obs. iatrochirurg., Obs. 9.)

Le trouble fonctionnel le plus marqué qu'on observe généralement dans cette maladie consiste en cette déviation de l'urine et du sperme. On a observé cependant dans certaines circonstances de la dysurie et une interruption dans le jet de l'urine. Aux cas déjà cités de Gérard, de Jacques, de Covillard, nous ajouterons celui de Jahn, qui débarrassa d'une pierre longue de neuf travers de doigt et large de trois, un enfant qui souffrait depuis trois ans d'une rétention d'urine, et qui avait en outre des fistules urinaires au scrotum. (Haller, *Disp. chir.*, t. IV, p. 47.) Quelques malades ne peuvent uriner que dans certaines positions. Il existe presque tou-

jours une déformation de la région. On constate l'existence
d'une tumeur dure, d'une consistance pierreuse, et rarement douloureuse. Lorsque les calculs sont multiples, le doigt
perçoit la sensation de corps durs, mobiles sous le doigt,
donnant lieu à un bruit particulier. Le canal est généralement libre et perméable. S'il existe des trajets fistuleux, l'introduction d'un stylet donne la sensation directe du calcul.
Cette dernière perception n'est point cependant toujours fort
nette, par exemple, lorsque le trajet fistuleux, profond ou
oblique, s'oppose à la progression du stylet.

D'une façon générale le diagnostic est facile, et il suffira
de rapprocher les antécédents des signes sensibles que nous
venons de mentionner, pour arriver à peu près sûrement à
la connaissance de la vérité.

Il est cependant une source d'erreur contre laquelle on
devra se mettre en garde, c'est de prendre pour une pierre du
scrotum un calcul développé dans un cystocèle de cette région.
L'erreur parait avoir été commise plus d'une fois d'ailleurs.
Civiale nous apprend que Bartholin a découvert, après la mort,
un calcul développé dans une portion de la vessie descendue
dans le scrotum chez un homme que les symptômes de l'affection calculeuse avaient tourmenté longtemps, sans que le
cathétérisme eût fait découvrir aucun corps étranger. (*Hist.
anat.*, cent. 5, obs. 28). Verdier a rapporté deux exemples
à peu près semblables. Dans l'un des cas la pierre était
unique, de la forme et du volume d'un œuf de poule; dans
l'autre, il y avait plusieurs calculs arrondis qui, au dire du
malade, passaient sans peine dans la vessie, et repassaient
ensuite dans l'urèthre. (*Mém. de l'act. de chir.*, t. II.) Pott a
opéré un enfant de six ans, dont la portion de la vessie sortie
par l'anneau contenait une pierre. (*OEuvres chir.*, t. I,
obs. 26.) Le diagnostic s'établira sur l'absence de troubles

10

dans la miction et par le toucher extérieur qui permettra de reconnaître une tumeur plus superficielle, parfois fluctuante, souvent réductible.

Un des faits les plus remarquables de pierres développées dans le scrotum a été publié par Chelius (d'Heidelberg), et à ce titre nous le donnerons ici en entier, malgré sa longueur.

Ch. Widner, de Dossenheim, âgé de cinquante-cinq ans, laboureur, né de parents sains, marié à trente et un an, père d'enfants également sains, avait d'abord été soldat. Sa santé n'avait jamais été altérée jusqu'à l'âge de trente ans, lorsque, dans le courant de mai 1840, il tomba dans une position verticale, les jambes écartées, d'un cerisier sur un pieu fixé en terre, et dont la pointe vint le frapper contre la partie antérieure du périnée. Cet accident fut suivi d'une enflure considérable, dure, circonscrite, très-douloureuse, mais sans déchirure des parties externes. L'urine, d'une émission douloureuse, quoique évacuée à plein jet, fut d'abord mêlée à beaucoup de sang, et plus tard à une sérosité purulente, tachée de stries sanguinolentes. L'enflure diminua peu à peu jusqu'au volume d'un œuf de poule. Au bout de trois semaines, les fortes douleurs, l'écoulement sanieux et la souffrance en urinant avaient cessé ; mais il resta un écoulement glaireux et une sensibilité de la tumeur augmentant par la pression. Plus tard, la dysurie revint ; souvent le jet de l'urine s'arrêtait tout à coup, et le malade ne parvenait à uriner de nouveau qu'après avoir changé à plusieurs reprises de position. D'autres fois, l'excrétion n'avait lieu que goutte à goutte ; d'autres fois, c'était un ténesme, un besoin d'uriner sans pouvoir le satisfaire ; souvent aussi le gland et la partie postérieure de l'urèthre devenaient le siége d'un sentiment d'ardeur et de prurit tellement forts que le malade, pour se soulager, était obligé de pincer le gland entre ses doigts, et de l'éloigner de tout frottement contre d'autres parties du corps. Cependant ces incommodités n'étaient point continues, et il y avait des moments où Widner urinait avec facilité, mais jamais sans rendre de mucosités.

Ces alternatives de douleurs et de mieux durèrent jusqu'au 6 mars 1834, environ vingt-quatre ans. Alors les urines se supprimèrent tout à coup sans cause appréciable. De vives douleurs se firent sentir dans la tumeur, et surtout dans la vessie, qui vint proéminer au delà des parties.

Le 10 mai 1834, le malade vint réclamer des secours à la clinique chirurgicale d'Heidelberg. On commença par introduire un cathéter dans la vessie, par lequel le malade rendit une grande quantité d'urine mélangée à beaucoup de glaires et à un peu de sang. Le bec de la sonde, d'une application difficile, avait rencontré un obstacle à la partie de l'urèthre correspondant à la tumeur du périnée ; c'était comme un corps solide, et on sentait la sonde glisser dans une certaine étendue à travers des concrétions pierreuses.

Transporté quelques jours plus tard à l'hôpital, un examen attentif du malade conduisit au résultat suivant : à la partie supérieure et postérieure du scrotum, entre ce dernier et le périnée, le long de la direction du raphé, se trouvait une tumeur dure, ovalaire, de la grosseur d'un œuf de poule, mobile et se laissant circonscrire de tous côtés par le toucher. La peau recouvrant la tumeur est de couleur naturelle et mobile, la tumeur elle-même facile à séparer de l'urèthre. Les douleurs. peu sensibles à un léger toucher, augmentent par une pression plus forte, tant dans la tumeur que dans la portion de l'urèthre, située immédiatement avant cette dernière. A la partie postérieure et supérieure de la tumeur, on sent comme de petites pierres faciles à déplacer et dont on entend très-bien le frottement des surfaces. Les calculs de la partie antérieure étaient plus grands et se laissaient déplacer avec une égale facilité.

Les mêmes difficultés se reproduisirent lors d'une nouvelle introduction de la sonde, dont le bec, d'abord arrêté au commencement de la tumeur, ne put aller plus avant qu'en se creusant pour ainsi dire une route par-dessus les concrétions pierreuses. On put donc diagnostiquer la présence de calculs dans le scrotum, communiquant par une ouverture avec l'urèthre. Le siége, la forme, le mode de développement de la tumeur, le frottement manifeste des pierres les unes contre les autres, et le choc de la sonde étaient autant de signes qui venaient confirmer ce diagnostic. En effet, lors de la chute, il s'était fait, sans lésion des parties extérieures du périnée, une déchirure des parois de l'urèthre, comme le prouvait l'écoulement de sang par ce canal. Immédiatement après la contusion, l'urèthre était resté libre d'ailleurs ; il s'était épanché une petite quantité d'urine par l'endroit détourné dans le tissu cellulaire environnant, et il s'était formé ainsi une infiltration d'urine circonscrite. Le liquide s'étant peu à peu décomposé dans cette poche, il s'y était formé des concrétions pierreuses. Ce qu'il y a de remarquable, c'est que la tumeur n'avait subi aucun changement de dimension depuis les premiers jours jusqu'au moment actuel.

La première indication qui se présenta fut l'extraction des calculs. Quoique l'opération fût assez simple et peu importante en elle-même, il restait néanmoins douteux si la guérison serait radicale ou si l'on n'aurait pas à craindre de fistule urinaire, vu la durée et le volume assez considérable de la tumeur.

Cependant l'opération fut fixée au 11 mai 1834. On commença par introduire un cathéter jusque vers le milieu de la tumeur ; mais, arrivé là, on ne put d'aucune manière le faire avancer dans la vessie ; ensuite, le malade couché comme pour l'opération de la taille, on incisa les téguments sur le milieu de la tumeur et dans toute sa longueur. On aperçut dès lors une enveloppe formée par un tissu cellulaire condensé qui entourait les calculs comme d'un sac commun : mais il paraissait partagé par des brides ligamenteuses en divers lobules, de sorte qu'il était facile de distinguer la place de chaque calcul, se touchant les uns les autres par leurs faces ; une première petite incision faite à cette poche membraneuse, on l'agrandit vers le haut et vers le bas avec le bistouri boutonné, dans la direction de l'incision des téguments ; les calculs apparurent alors juxtaposés exactement l'un contre l'autre comme les pierres d'une voûte, de telle sorte qu'on ne put les déranger qu'après avoir enlevé un des plus gros. Il fut ensuite facile d'extraire les autres, soit avec les doigts, soit avec le gorgeret.

On en retira ainsi vingt-sept. On vit alors dans le fond de la tumeur, dont les parois intérieures étaient lisses et uniformes, le cathéter qu'on put facilement introduire dans la vessie. L'ouverture de l'urèthre, par laquelle on apercevait la sonde, avait plus d'un demi-pouce; cette dernière resta à demeure et fut fixée de la manière ordinaire.

Le malade fut couché dans son lit sur le côté, et la plaie recouverte d'une éponge imbibée d'eau fraîche, que l'on renouvela de temps en temps.

Il ne survint aucun accident. Le troisième jour, le cathéter d'argent, qui occasionnait quelque incommodité, fut remplacé par une sonde de gomme élastique.

Les bords de la plaie s'adaptèrent si parfaitement qu'on parut avoir affaire à une réunion par première intention. Mais l'urine, qui laissait déposer un sédiment muqueux abondant, tout en s'écoulant librement par la sonde, finit, au bout de quelques jours, par suinter en petite quantité à travers les bords de la plaie, qui, surtout vers le milieu, étaient écartés et tuméfiés.

L'écoulement continuel de l'urine, malgré le renouvellement fréquent de l'éponge et les plus grands soins de propreté, occasionna des excoriations et une éruption pustuleuse qui s'étendit sur le scrotum. Des lotions d'eau tiède furent faites sur la plaie et les parties environnantes, et on recouvrit la première de plumasseaux de charpie sèche. Le scrotum fut relevé au moyen d'une compresse.

Le 23 mai, on renouvela le cathéter. La plaie se rétrécit considérablement, la dureté des bords se dissipa entièrement, le suintement de l'urine devint plus faible et l'excoriation ainsi que l'éruption pustuleuse disparurent tout à fait. La plaie fut touchée chaque jour avec la pierre infernale; la sonde fut de nouveau changée le 25.

Enfin l'écoulement de l'urine cessa totalement et la plaie se cicatrisa sans qu'il restât la moindre dureté ni enflure. Le 7 avril, le cathéter fut enlevé; comme l'excrétion de l'urine se faisait librement par les voies naturelles, qu'au 14 avril elle avait repris sa couleur normale et qu'il n'était survenu aucun

changement à la cicatrice, le malade fut considéré comme
guéri. Depuis sa sortie de l'hôpital, il s'y est présenté à plusieurs reprises, et aujourd'hui (décembre 1831) la guérison
s'est parfaitement maintenue.

D'après l'analyse chimique, les couches extérieures se com-
posaient de phosphate de chaux, de phosphate de magnésie et
d'ammoniaque, de carbonate de chaux, d'un peu de matière
animale, d'une assez grande proportion de ce qu'on appelle
principe extractif, de mucus vésical et d'un peu de graisse·
Les couches centrales étaient formées principalement d'oxalate
de chaux avec un peu de phosphate de chaux, d'une matière
animale provenant peut-être du sang, de mucus vésical et d'un
peu plus de graisse que les couches extérieures. (*Gazette médicale*, 1835.)

TRAITEMENT.

Le traitement est assez simple. Il se réduit, dans la plupart des cas, à inciser les téguments sur le calcul lui-même.
Cette incision se pratiquera de préférence sur la ligne médiane. Vu l'état d'organisation des loges calculeuses, l'infiltration urineuse sera peu à craindre. Mais par contre la
persistance du trajet fistuleux sera d'autant à redouter. On
aura donc soin de maintenir dans le canal une sonde à demeure, jusqu'à cicatrisation complète de l'orifice anormal.
Nous avons vu Pierceau porter au fond de la plaie un caustique assez énergique, pour aviver les bords des trajets fistuleux. Dans une circonstance analogue, Louis dit qu'il eût
été bien coupable de ne pas en agir de même, si l'observation n'apprenait que la cure spontanée de ces trajets fistuleux est possible. Cependant nous croyons que la méthode
de l'avivement est beaucoup plus prudente, et si la guérison
spontanée des fistules se voit, elle devient beaucoup plus certaine, aidée du traitement chirurgical.

L'incision des téguments n'est pas toujours indispensable à l'extraction des calculs du scrotum. Il suffit parfois de porter une pince sur la pierre pour la retirer, quand, par exemple, les tissus ont été détruits; ailleurs il suffit de dilater le trajet fistuleux, par un des nombreux moyens que nous offre la thérapeutique. Dans quelques circonstances enfin il est simplement nécessaire de pratiquer un léger débridement pour agrandir l'ouverture.

Dans un cas où ces pierres avaient provoqué un abcès au côté gauche du scrotum, Gibier, par la simple ouverture de cet abcès, retira quatre pierres de différents volumes et de figures irrégulières, dont la plus grosse pesait une once et cinq gros et demi. Les autres étaient très-poreuses. Le malade, qui était débilité par trois années de souffrances, mourut des suites de l'opération. (*Journ. de méd.*, t. IX, p. 64.)

Lorsqu'il existe un certain nombre de trajets fistuleux, Louis conseille, avant d'extraire la pierre, de réunir en une seule toutes les branches des fistules, en faisant une incision au périnée pour introduire une sonde jusque dans la vessie, ou de rétablir les fonctions naturelles du conduit par l'usage méthodique des sondes. Mais cette double manière de faire nous semble bien défectueuse. Si ce n'est pas d'une façon absolue le cas de dire : *sublata causa tollitur effectus*, on ne peut nier cependant que la présence de la pierre ne joue un grand rôle dans la persistance des trajets fistuleux, et que son extraction ne soit une des conditions premières à leur tarissement.

Calculs de la région périnéale antérieure.

Cette région s'étend de la ligne biischiatique en arrière aux côtés de l'arcade et de la symphise pubienne en avant. Elle est formée de bas en haut par la peau, la couche sous-cutanée, l'aponévrose inférieure et la loge périnéale inférieure dans laquelle est comprise une partie du bulbe. Toujours en procédant de bas en haut on rencontre l'aponévrose moyenne du périnée ou ligament de Carcassonne et la loge supérieure du périnée, limitée par l'aponévrose supérieure. Cet étage supérieur du périnée qui contient les portions membraneuse et prostatique de l'urèthre, est fermé en arrière par l'aponévrose prostato-péritonéale si bien décrite par M. Denonvilliers, et qui s'étend de l'aponévrose moyenne, dont elle n'est qu'un dédoublement, jusqu'au péritoine, en passant entre le rectum d'une part, et la prostate et le bas-fond de la vessie d'autre part.

Tous les espaces compris entre ces plans aponévrotiques peuvent être le siége de calculs extra-uréthraux. Mais l'endroit où on les rencontre le plus fréquemment est la loge périnéale inférieure, qui est plus riche en tissu cellulaire et n'est point limitée par des tissus résistants. Bon nombre de ces calculs doivent succéder à une lésion directe du canal au niveau du bulbe, ou de la portion spongieuse qui correspond au périnée. Mais il en est d'autres dont la source doit remonter plus haut et se rattacher à une solution de continuité de la portion membraneuse. Nous citerons en particulier les calculs qui surviennent chez les personnes soumises antérieurement à la taille. Il faut bien supposer là l'existence d'un trajet fistuleux communiquant avec les parties les plus profondes de l'urèthre, et mettant ces parties du canal en relation avec la loge périnéale inférieure, malgré la barrière que les plans aponévrotiques sembleraient devoir poser entre elles. Parmi ces calculs, la plupart se seraient formés dans la loge périnéale inférieure ; mais il n'y a rien d'irrationnel à supposer que d'autres ont pu se développer dans les trajets fistuleux eux-mêmes, tout à fait au voisinage du canal. Les auteurs ne se sont pas attachés à établir cette distinction qui doit d'ailleurs ne pas être toujours facile à poser, vu les modifications profondes que la présence prolongée des calculs a apportées dans ces parties.

Les calculs de la région périnéale antérieure offrent dans leur histoire beaucoup de points communs avec ceux du scrotum. Ce sont dans la plupart des circonstances, le même mode de développement, des symptômes analogues et des modes de terminaison identiques. Cependant il est des particularités par lesquelles ils diffèrent de ceux du scrotum, et sur lesquelles il est bon d'insister.

Ainsi la taille y est beaucoup plus fréquemment qu'au scrotum la cause de leur production. Tandis que sur vingt-deux cas de calculs du scrotum nous n'avons compté que quatre tailles antérieures, sur vingt cas de calculs du périnée, nous en avons trouvé douze.

Deschamps a rapporté dans son livre l'observation d'un enfant chez lequel la pierre reconnaissait cette cause sans qu'il y eût de fistule complète antérieure :

Un enfant de onze ans, taillé cinq ans auparavant, fut placé à l'hôpital de la Charité, salle Saint-Raphaël n° 4 ; il n'avait point de fistule urineuse, mais une tumeur au périnée, à 10 lignes à peu près de la symphise du pubis ; je reconnus une

pierre fixée dans cet endroit; j'incisai sur la tumeur, je mis la
pierre à découvert et je la retirai : elle avait entièrement la
forme d'un croissant; sa longueur était de 8 lignes ; elle présentait aux téguments sa partie convexe et l'extrémité d'une dé
ses pointes, l'autre paraissait peu éloignée du sommet de la
prostate. Son extraction fut suivie de quelques gouttes d'u-
rine. Les jours suivants j'abandonnai à la nature le soin de la
guérison ; l'écoulement des urines par la plaie diminua de
jour en jour, et le douzième de l'opération à peine en parais-
sait-il. L'enfant sortit de l'hôpital dans cet état.

Il y a lieu de croire que la guérison entière n'aura pas
tardé.

L'expulsion spontanée se présente à peu près dans la même
proportion qu'au scrotum, c'est-à-dire dans un peu moins
du tiers des cas. Chopart l'a observée chez un homme qui
avait été taillé à l'âge de trois ans, et dont la plaie était restée
fistuleuse. Crosse raconte qu'un jeune homme de dix-sept
ans, qui souffrait depuis dix années, et qui était porteur de
plusieurs fistules au périnée, rendit par cette voie un calcul
de deux onces deux gros, qui avait près de quatre pouces
de long : il vécut encore deux ans, rendant de temps en temps
d'autres petits calculs par la plaie, qui ne se cicatrisa point
(*Loc. cit.*, p. 32). Les *Mémoires de l'Académie de médecine
de Montpellier* (t. I, p. 119) font mention d'une tumeur au
périnée, qui abcéda, et dont le malade agrandit avec le doigt
l'ouverture par laquelle il put enfin retirer une pierre conique
pesant plus de trois onces. Enfin, M. Michon a présenté, en
1849, à la Société de chirurgie plusieurs calculs qu'il avait
recueillis chez un homme où cette expulsion avait lieu d'une
façon presque périodique.

Le siége de l'ouverture correspond généralement à la
partie moyenne du périnée. Dans un cas observé par Tolet,
chez un enfant de sept ans, taillé l'année précédente, l'ou-

verture était située beaucoup au-dessus de l'endroit de la cicatrice. Louis, qui rapporte cette histoire, est porté à considérer ce siége très-élevé de l'ouverture comme beaucoup plus fréquent qu'on ne le pense habituellement.

L'ouverture de communication entre le canal et la poche est extrêmement variable. Elle avait disparu dans les cas précédemment cités de Maisonneuve et de Deschamps. Elle se réduisait à un canal dans le cas de M. Michon.

Ces calculs ont d'ailleurs été observés à tous les âges. C'est ainsi que Haller a vu un enfant âgé de deux ans, qui n'avait point été taillé mais qui éprouvait des difficultés pour uriner, rendre spontanément, par une ouverture du périnée, une pierre qui pesait cinq onces. Cinq semaines plus tard, la plaie était parfaitement cicatrisée. (Thèses de chir. de Haller.)

La loge dans laquelle ces calculs se développent n'est pas toujours parfaitement isolée, comme nous l'avons vu jusqu'ici. L'épanchement urineux occupe quelquefois toute la région, comme Ch. Bell l'a observé dans le cas suivant :

Un homme vit se développer à son périnée une tumeur considérable, produite par extravasion urineuse ; le gonflement avait envahi le scrotum et le pénis ; la sonde, qui ne put d'abord pénétrer que dans l'excavation uréthrale, évacua une certaine quantité de pus et d'urine; introduite une seconde fois, elle parvint jusqu'à la vessie d'où elle fit sortir une pinte et demie d'urine fétide : des incisions furent pratiquées au périnée et au scrotum, mais le malade succomba ; à l'ouverture du cadavre on trouva dans l'épaisseur du périnée une cavité assez grande pour y loger un œuf et remplie de petites pierres, dont il y avait aussi quelques unes dans la prostate; la vessie était contractée et sa membrane enflammée.

Les troubles apportés par ces calculs aux fonctions urinaires sont exceptionnels; et généralement la maladie n'est accusée que par la présence au périnée d'une tumeur dure, indolore, plus ou moins mobile. Une sonde introduite dans le canal ne rencontre aucun obstacle. Si l'orifice de communication est large, il sera sans doute possible de constater sa présence avec le cathéter ; mais c'est là un signe qui n'a point encore été noté. Dans quelques circonstances on a signalé du tenesme et le jet interrompu de l'urine. — Mais ce sont là des symptômes rares, et qui pourraient bien dépendre d'autres complications du côté des voies urinaires.

Le toucher rectal uni à la palpation extérieure permet de délimiter l'étendue du calcul, et de reconnaître son siége dans un point plus ou moins éloigné des téguments. Les *Phil. trans.*, t. XLI, p. 351, renferment l'observation d'un calcul du périnée étendu vers le scrotum, dans laquelle on utilisa la présence d'une fistule pour constater à l'aide du stylet l'existence de la pierre. — Ce dernier mode d'investigation pourra cependant s'accompagner de plus de difficultés encore qu'au scrotum, si le trajet fistuleux est étroit ou tortueux.— Un de nos meilleurs amis, M. Nottin, interne des hôpitaux, nous a raconté avoir observé dans le service de M. Laugier, à l'Hôtel-Dieu, un cas où cette exploration présenta les plus grandes difficultés, et dans lequel les calculs reconnus une première fois ne purent être touchés par les personnes du service qu'après plusieurs séances.

TRAITEMENT.

Le traitement consiste à inciser sur le calcul lui-même, après l'avoir fait préalablement saillir par le doigt introduit dans le rectum. S'il existe un trajet fistuleux, on devra l'utiliser pour arriver sur le corps étranger lui-même. — La section selon le conduit anormal, outre l'avantage de servir de guide, sera une condition favorable à sa cicatrisation définitive. L'emploi de la sonde après l'opération est de rigueur. La disparition du calcul et l'usage des sondes pourraient suffire à rétablir le cours normal de l'urine. Cependant on aura recours avec avantage à l'uréthrotomie externe pratiquée dès le début, aussitôt après l'ablation du calcul.

Calculs de la région périnéale postérieure..

Les calculs de cette région n'ont point encore été décrits, le seul fait qui existe ayant été mal interprété par son auteur.

Il s'agit d'un calcul de 1,450 grammes, situé en avant du rectum et qui fut extrait par la taille. Le rectum était perforé et avec le doigt on pouvait sentir en plusieurs endroits le calcul solidement implanté. L'écoulement de l'urine avait lieu partie par le rectum, partie par une série de trajets fistuleux venant s'ouvrir au périnée et aux fesses. Le chirurgien pratiqua la taille médiane et, décollant la pierre des deux côtés avec le doigt, la retira à l'aide de la curette. Elle était composée de phosphate de chaux et de magnésie. Une sonde à demeure fut maintenue dans le canal, et deux mois après, la majeure partie de l'urine passait par le canal. Les fistules de la fesse et du raphé guérirent, le clapier situé entre le rectum et la vessie diminua; mais de temps en temps il s'écoulait un peu d'urine par l'anus. (*Méd. Chir.* Salzb., 1812, p. 253.)

L'auteur de cette observation explique la présence de ce

calcul en avant du rectum, par une déchirure de la vessie. Une pareille interprétation n'a pas besoin d'être longuement combattue devant des chirurgiens anatomistes. Le rectum et la vessie en contact seulement au niveau du bas-fond de cet organe, sont séparés par l'aponévrose prostato-péritonéale, et il n'existe là aucun espace même virtuel, suffisant pour loger un calcul. Une pierre de la vessie qui perforerait cette cloison, suivant le chemin que suivait Sanson dans sa taille recto-vésicale supérieure, tomberait infailliblement dans le rectum.

Il est également impossible qu'un calcul de ce volume soit arrivé dans l'espace pelvi-rectal par une perforation de l'urèthre, au niveau des portions prostatique et membraneuse. L'engagement d'un pareil calcul dépasse toutes les mesures d'extensibilité possibles du col vésical et du canal qui le continue. La seule hypothèse raisonnable est celle qui consiste à regarder ce calcul comme développé dans le tissu cellulaire de l'espace pelvi-rectal.

Primitivement, à une époque éloignée, ce calcul a-t-il été uréthral ? — Était-ce une concrétion prostatique qui a détruit l'enveloppe fibreuse de la glande et du côté du canal et du côté du tissu cellulaire ; ou s'est-il formé de toutes pièces par une infiltration lente à travers une fistule borgne ? — Ce sont là autant d'hypothèses qui pourraient être soutenues, mais qui n'influeraient en rien sur la conclusion que nous avons adoptée, que ce calcul doit avoir subi son principal accroissement dans l'espace pelvi-rectal lui-même.

Par une singularité bizarre, ce calcul unique est le plus volumineux qu'on ait observé hors des voies naturelles de l'urine. L'abondance du tissu cellulaire dans cette région et l'absence de tout plan aponévrotique capable de s'opposer sérieusement à son libre développement, expliquent cette

particularité. La résistance de l'aponévrose prostato-péritonéale et celle du feuillet réfléchi de l'aponévrose moyenne,
qui se continue en bas avec l'aponévrose périnéale inférieure, rend compte de la rareté des calculs dans cette
région.

CALCULS

DE L'URÈTHRE

CHEZ LA FEMME

Physiologie pathologique.

Le canal de l'urèthre chez la femme présente une conformation qui rend beaucoup plus rare que chez l'homme l'arrêt ou la formation des calculs. Il est d'abord beaucoup plus court, puisque sa longueur varie de deux centimètres et demi à trois centimètres et demi. Il est ensuite beaucoup plus dilatable, ce qui tient à l'absence de prostate, de renflement bulbaire et de plans aponévrotiques résistants sur son trajet. Certains auteurs l'ont comparé, avec beaucoup de raison, à la portion membraneuse du canal chez l'homme.

Sa dilatabilité extrême est un fait aujourd'hui presque vulgaire. Tout le monde connaît l'histoire de ce mari, racontée par Portal, qui pratiquait le coït dans le canal de l'urèthre de sa femme (*Anat. méd.*, t. V, p. 476). Morgagni a rapporté une histoire semblable. M. Philips raconte que, en 1833, Boyer avait dans son service, à l'hôpital du Midi, une fille

11

publique, âgée de trente-six ans, qui faisait servir l'urèthre au coït et dont l'hymen était intact. Cette dilatabilité du canal chez la femme peut être portée à un tel degré qu'on a institué à une certaine époque une méthode de traitement pour les calculs de la vessie, basée sur leur extraction par cette voie. Imaginée par Tolet, cette idée fut reprise par Altley Cooper, Yelloly, Thomas, Brougham, et continuée de nos jours par Bryant. Curling a publié récemment un cas de guérison par ce moyen (*Med. Times and. Gaz.* 1865). Hâtons-nous de dire toutefois que cette pratique est aujourd'hui à peu près universellement abandonnée, parce qu'elle expose à l'incontinence d'urine.

La dilatabilité considérable de l'urèthre chez la femme explique également comment des calculs très-volumineux ont pu sortir spontanément par cette voie. Les auteurs sont remplis de faits de cette nature et nous nous contenterons de citer seulement les plus remarquables. Carrio a vu une femme de cinquante-six ans expulser spontanément un calcul de cent un grammes, long de trois pouces cinq lignes et large de deux pouces sept lignes (*Gaceta medica*, 1847). M. Ségalas a observé une femme qui rendit successivement deux calculs pesant l'un quarante grammes et l'autre cent cinq grammes. (*Gazette médicale*, 1841). — *Le Rep. of the Dublin soc.*, 1862, cite l'exemple d'un calcul de cent dix-neuf grammes rendu spontanément par une femme. — Middleton (*Dict. des sciences médicales*), a vu rendre un calcul de quatre onces. — Howship a figuré un calcul de cinq onces six gros expulsé par une vieille négresse (*on the diseases of the urinary organs*, p. 152, pl. II, fig. 3.) — Garliep parle d'un calcul de cinq onces et demi rendu par une femme de cinquante-six ans (*Misc. nat. cur. dec.*, 2, *ann.* 10, *obs.* 78, p. 147). — Lecat en a vu un de cinq onces six gros, ayant trois pouces trois lignes de long sur vingt-cinq lignes de large et vingt d'épaisseur (*Deuxième recueil,* p. 102). — Enfin Clauder a vu sortir spontanément un calcul de douze onces, dont l'expulsion fut suivie d'incontinence d'urine (*Misc. nat. dec.,* 2, ann. 5, obs. 198, p. 395).

Ce dernier accident, l'incontinence d'urine, n'est point rare d'ailleurs à la suite de ces distensions forcées. Elle a été observée par Beard (*Philos., trans.,* 1727, t. XXXIV, p. 2), par Yelloly (*Méd. chir. trans.,* t. VI, p. 574), par Bernard (*Séances de l'Institut,* 1834, p. 389), enfin par Schurig (*Litholog.,* c. 3, p, 171.)

Bierling a vu une pierre de six gros déterminer par sa sortie une hémorrhagie abondante (*Advers.,* cas. 98, p. 249).

Morand cite une fille de dix-huit ans qui rendit par l'urèthre une pierre pesant plus de 4 onces ; ce corps volumineux déchira la cloison uréthro-vaginale ; mais la fistule guérit d'elle-même (*Traité de la taille,* p. 146).

La rareté des calculs de l'urèthre chez la femme tient non-seulement à cette dilatabilité du canal, mais encore au peu de fréquence relative des maladies de cet organe. En effet, les rétrécissements qui jouent un rôle si actif chez l'homme sont ici à peu près inconnus.

Mais si la femme a le privilége d'un certain nombre de causes prédisposantes négatives, il en est une positive que l'on retrouve chez elle, beaucoup plus fréquemment que chez l'homme. Nous voulons parler de l'introduction de corps étrangers dans l'urèthre, soit par accident, soit par une perversion du sens génésique. Nous n'avons point la prétention d'énumérer tous les corps étrangers qui se sont ainsi égarés, et que l'on a retirés, simplement incrustés d'une couche calcaire ou complétement enveloppés par le dépôt salin. Nous en citerons seulement quelques cas à titre curieux. Les *Mémoires de l'Académie de chirurgie* contiennent l'histoire d'une jeune fille de vingt ans, qui laissa échapper un cure-oreille qu'elle s'était introduit dans l'urèthre. Deux mois après, lorsqu'on le retira par la dilatation du canal, il était couvert d'incrustations dans une grande partie de sa longueur. — Luiscius parle d'une jeune fille qui s'était insinué dans le méat urinaire un étui qu'on retira enduit d'une couche de substance terreuse (*Diss. de calculo renum et vesicœ*, p. 22). — Morgagni a décrit un calcul vésico-uréthral qui contenait le tiers de la longueur d'une aiguille (*De sedib.*, 5, p. 42, n° 19). — M. Blache a présenté, en 1856, à l'Académie de médecine, une pierre vésico-uréthrale, longue de 6 centimètres, épaisse de 4, formée autour d'une plume métallique et qui fut extraite sans effusion de sang à travers l'urèthre dilaté, par M. Passaquay (de Lons-le-Saulnier). — Enfin M. Ronzel a publié dans la *Revue médicale* (1838) l'observation d'une jeune fille de seize ans, qui, dans l'espace de douze à quinze mois, avait rendu plusieurs pierres de grosseurs différentes et qui, en sa présence, expulsa spontanément deux pierres traversées par une paille de seigle qui leur avait servi de noyau.

Les calculs de l'urèthre peuvent se rencontrer dans tous les points du canal; mais ils s'arrêtent de préférence en arrière du méat, qui en est le point le plus rétréci.

La faible résistance des tissus du côté du vagin explique comment les calculs peuvent dilater l'urèthre dans ce sens, au point de laisser le canal perméable. Nous en trouverons un bel exemple plus loin, publié par Bérard, dans la *Gazette des hôpitaux*. Frère Côme rapporte qu'il retira, par le petit appareil, une grosse pierre pyriforme retenue dans une loge propre, à la racine de l'urèthre qu'elle avait raccourci et élargi, sans intéresser le corps de la vessie ; la loge communiquait avec la vessie, dont les parois étaient fort épaissies et qu'une distance de plus d'un pouce séparait des os pubis, par une ouverture ayant deux ou trois lignes de diamètre. (*Nouv. méthode d'extraire la pierre*, p. 120.)

La forme générale des calculs de l'urèthre chez la femme est conique. Nous en donnons ci-contre un exemple remarquable. Ce calcul, qui est déposé au Musée Civiale sous le n° 19 (planche 14), présente à sa face supérieure deux facettes légèrement concaves, séparées par une crête médiane. Ces facettes s'articulaient avec une grosse pierre vésicale qui fut détruite par la lithotritie.

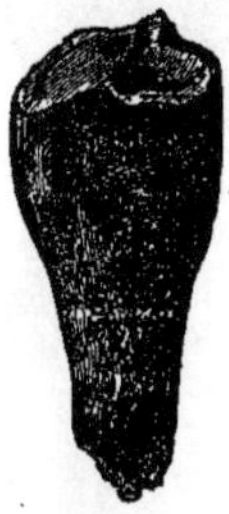

Fig. 31. — Calcul uréthral surmonté de deux facettes qui s'articulaient avec un calcul vésical.

Quelques-uns sont sillonnés à leur surface par une rigole pour le passage de l'urine. D'autres sont taillés à facettes. Il existe enfin des calculs mixtes, appartenant à la fois à la vessie et au canal de l'urèthre et présentant un étranglement qui correspondait au col de la vessie. Tels étaient les cas déjà cités de Morgagni et de M. Blache. — Bartholin a vu un calcul de la grosseur d'un œuf de poule, pesant six onces, lequel avait un mamelon séparé du corps par un collet étroit et qui fut retiré de l'urèthre d'une villageoise, souffrant cruellement depuis plusieurs années (*Act. Hafn.*, t. IV, obs. 83, p. 193). — Le fait le plus complet de ce genre appartient à Larrey, qui nous a laissé dessin de cette pièce remarquable.

Pendant mon séjour à Toulon en 1796, je fis la taille sur une femme âgée de 54 ans, avec un tel avantage que la malade était

guérie le septième jour et sans incontinence d'urine, circonstance assez rare. J'avais évité la section de la cloison qui sépare l'urèthre du vagin, en incisant ce canal sur les côtés, selon la méthode de Louis, avec la différence que je me servis du
bistouri et de la sonde cannelée, instruments plus simples, plus fa-
ciles à conduire, et à l'aide des-quels je fis deux incisions inclinées à droite et à gauche, entre les pa-rois du vagin que je respectai et les branches ascendantes de l'is-chion. L'operation eut pour résul-tat l'extraction d'une pierre formée de deux portions réunies par un collet; la plus grosse, arrondie, était renfermée dans la vessie, et la plus petite était engagée dans le canal de l'urèthre : ces deux portions se séparèrent et furent extraites sans beaucoup de peine (Larrey, *Clin. chir.*, t. II, p. 560).

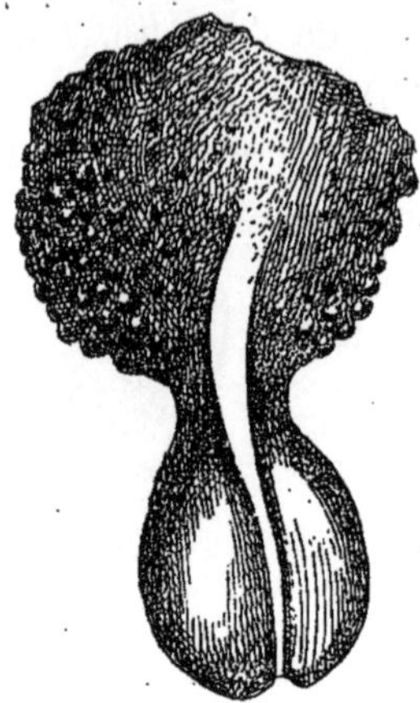

Fig. 32. — Calcul vésico-uréthral creusé d'une gouttière.

Les calculs de l'urèthre chez la femme peuvent ne donner
lieu qu'à des symptômes peu intenses. Le tout se réduit souvent à une simple douleur en urinant. Ailleurs la fonction
est plus profondément altérée. Dans le cas observé par
M. Ronzel, il y avait de l'incontinence d'urine. Schurig
(*Lithot.*, c. 3, p. 171), a vu une pierre d'une once et demie
ne parvenir au dehors qu'après avoir causé d'incroyables
douleurs et une suppression d'urine pendant quelques jours.
Ces souffrances peuvent d'ailleurs remonter à une époque
plus ou moins éloignée. Jægerschmidt (*Éphem. Nat. cur.*
dec. 3, ann. 3, obs. 101, p. 193), a vu une pierre qui ne fut

expulsée qu'après trois années de douleurs continuelles. *Les Nouv. de la répub. des lettres* (mai 1686, art. 7), renferment l'histoire d'une femme de soixante-treize ans, qui rendit, après vingt-cinq années d'horribles souffrances, un calcul ayant cinq pouces et demi de tour, sur trois de longueur, et dont le poids s'élevait à vingt-huit gros et demi après dessiccation.

Les calculs de l'urèthre peuvent donner lieu à divers accidents, soit au moment de leur expulsion, soit pendant leur séjour. Nous avons déjà cité précédemment plusieurs faits où l'on a observé pendant le travail une hémorrhagie violente et une déchirure de la cloison uréthro-vaginale, et après l'issue des calculs des incontinences d'urine incurables. Dœring a vu le canal se rompre en arrière de l'obstacle. *Le Journ. de méd.*, t. LXVIII, p. 206, contient l'histoire d'une fille de douze ans, qui rendait l'urine par l'ombilic, à l'occasion d'une pierre engagée dans l'orifice vésical de l'urèthre. Enfin, Covillard nous a laissé l'observation d'une jeune fille de quinze ans, qui rendait l'urine également par l'ombilic, et qui fut débarrassée de son infirmité par l'opération de la taille, qui la délivra d'une pierre arrêtée dans le col de la vessie. (*Obs. iatrochirurg.*, obs. 12).

Le toucher vaginal et l'emploi de la sonde permettront de reconnaître cette maladie. Au toucher on sent sur le trajet du canal une tumeur dure, arrondie, généralement indolore. La sonde donne dans un point plus ou moins éloigné le choc caractéristique des calculs. Lorsqu'il existe un trajet fistuleux, l'introduction d'un stylet pourra permettre de percevoir nettement ce signe, qui, dans des circonstances particulières, pourrait échapper à une exploration purement uréthrale. C'est qu'en effet, malgré la simplicité apparente du diagnostic, il existe là une cause d'erreur contre laquelle on ne saurait trop se mettre en garde. Il est des cas, comme nous l'avons dit, où le calcul, après avoir repoussé la paroi inférieure, subit un véritable enchatonnement, qui l'isole du canal, avec lequel il reste simplement en communication par un orifice plus ou moins rétréci. On comprend que, dans ces conditions, la sonde, passant au-dessus du calcul, pourra pénétrer dans le vessie sans le toucher, ni avertir le chirurgien de sa présence. Dans un cas de ce genre, Aug. Bérard prit la pierre pour une tumeur squirrheuse. Il s'agissait d'une femme de trente-huit ans, qui n'avait jamais eu de rétention d'urine, mais qui souffrait depuis plusieurs mois en urinant. Au toucher vaginal on sentait une tumeur arrondie, dure, du volume d'un œuf de pigeon. Le cathétérisme avait été pratiqué. (*Gazette des hôpitaux*, 1842).

La cystocèle vaginale pourrait également en imposer au chirurgien. C'est ainsi que Hartmann a trouvé une pierre du poids de trois onces dans la grande lèvre gauche d'une femme qui contenait une portion herniée de la vessie. (*Éphem. cur. Nat. ann.* 5, *obs.* 71.) On sera mis en garde par le siége de la tumeur, par la présence du liquide autour de la masse dure, mais surtout par l'absence de tous signes sensibles du côté de l'urèthre et du côté du vagin ; car, si ces signes peuvent manquer considérés isolément, pris ensemble ils ne font jamais tous défaut.

Chez les enfants le diagnostic offre plus de difficultés. La maladie se traduit par des cris, de l'agitation, de l'insomnie. M. Gallard a présenté en 1858, à la Société anatomique, un calcul du poids de quatre grammes, qui avait été rendu spontanément par une petite fille de quatre mois, laquelle avait présenté tous ces signes. Après l'expulsion, l'enfant, qui ne dormait pas, qui était agitée et qui criait continuellement, avait repris sa santé et ses forces.

TRAITEMENT.

On peut appliquer ici, selon les indications, la plupart des moyens que nous avons précédemment étudiés chez l'homme, tels que les injections huileuses, l'extraction directe avec les instruments ou par pression d'arrière en avant, le broiement de la pierre dans le canal, sa répulsion dans la vessie, la dilatation lente ou rapide de l'urèthre, enfin l'ablation par une voie artificielle ou par le méat élargi à l'aide d'un débridement.

Nous avons vu l'extraction directe réussir dans plusieurs des exemples relatés précédemment.

M. Felix Legros a pu ramener d'arrière en avant, par la pression du doigt introduit dans le vagin, un calcul amygdaliforme d'un volume considérable.

La dilatation du canal, repoussée par Civiale comme trop dangereuse et comme exposant à l'incontinence d'urine, a réussi à M. Passaquay, et à M. Baffos qui a extrait par ce moyen une pierre oblongue, ayant la forme d'un cornichon. (*Revue médicale*, 1824.)

L'extraction par une incision à la face inférieure de la tumeur a été pratiquée par M. Dœring, d'Ems, comme le prouve l'observation suivante :

Une femme, âgée de 38 ans, présentait les signes d'une dysurie périodique, alternant avec l'incontinence d'urine. Un jour il se manifesta entre les grandes lèvres une tumeur de la grosseur d'un œuf de poule, tandis que l'urine s'écoulait par un orifice situé à un pouce plus en arrière de la paroi antérieure du vagin.

M. Dœring voit d'abord la malade le 23 mai 1827. Fièvre lente, douleurs vives, parties génitales érodées par l'urine. La tumeur sous-pubienne, d'un aspect rouge, présente, à sa paroi postérieure, une ouverture à travers laquelle on sent un corps dur et rugueux; l'orifice externe de l'urèthre est fermé, mais à 2 lignes plus loin, là où était l'ouverture contre nature, la sonde arrivait sur un corps dur, qui l'empêchait de pénétrer plus avant. La tumeur, soigneusement examinée, parut être formée par les parois de l'urèthre énormément distendues et contenant probablement un calcul.

M. Dœring fit avec un scapel rond une incision longitudinale sur la face inférieure de la tumeur, à 2 lignes de l'orifice uréthral. jusqu'à peu près 4 lignes de l'ouverture contre nature. Au moyen de pinces introduites par cette incision, on retira, sans grande difficulté, un calcul jaunâtre, régulièrement arrondi, présentant sur un de ses côtés une facette lisse et comme coupée. De cette dernière disposition, M. Dœring conclut qu'il pouvait se trouver encore un second calcul qu'il toucha effectivement, en explorant avec le doigt et qu'il chercha avec les pinces. Le second ca'cul, d'un volume plus petit, présentait également une surface articulaire, s'adaptant exactement à celle du premier. I es pierres formaient, réunies, un rhomboïde à surfaces en partie lisses, en partie âpres et poreuses, et pesant ensemble 7 gros et 2 scrupules. Leur circonférence était de 4 pouces, leur diamètre longitudinal de 2.

Après l'ablation de ces calculs, il s'écoula à peu près un litre d'une urine trouble, caillée et très-ammoniacale. On put alors pénétrer facilement avec l'indicateur de la main droite jusqu'au col, et même dans la vessie. On ne découvrit ni avec le doigt, ni avec la sonde aucun autre calcul. Cependant la malade se plaignait encore, au-dessus du pubis, d'une douleur gravative, qui augmentait par la pression. Une sonde fut laissée à demeure dans la vessie. Plus tard cette douleur, d'abord sourde, devint de plus en plus intense; elle se changea bientôt en un véritable ténesme, qui forca la malade à faire des efforts au milieu desquels la sonde fut chassée de la vessie, et il survint une rétention d'urine complète. Le doigt introduit jusqu'au col rencontra un calcul qui s'y était pour ainsi dire enclavé. Après quelques vains efforts de dilatation, on abandonna l'expulsion de ce nouveau corps étranger aux soins de la nature. En effet,

au bout de 36 heures, le calcul avait presque dépassé le col.
En appliquant alors les pinces aussi haut que possible autour
du calcul, on put l'extraire sans peine, en lui faisant faire un
mouvement de rotation. Cette pierre, de même couleur et à
surface moitié lisse, moitié rugueuse, comme les autres, avait
la forme d'un œuf de pigeon aplati, et pesait 6 gros et 2 scrupules. La circonférence longitudinale était de 4 pouces et
4 lignes et demie, son diamètre longitudinal de 1 pouce 9 lignes, sa circonférence transversale de 3 pouces 4 lignes, son
diamètre transversal de 1 pouce 4 lignes. Il y eut incontinence
d'urine à la suite. (Wochenschrift fur die gesammte Heilkunde,
1837).

Quant à la taille au petit appareil, préconisée par Louis
et mise en pratique par Larrey, elle consiste à inciser le
canal sur les côtés entre les parois du vagin et les branches
ascendantes de l'ischion. Jusqu'ici, elle a été surtout appliquée au traitement des calculs de la vessie. C'est une opération qui peut rendre des services réels, mais qui a le tort
d'exposer beaucoup à l'incontinence d'urine, et sur l'emploi
de laquelle on devra par conséquent être fort réservé.

La lithotritie, dont nous n'avons pas encore parlé, est
appelée à recevoir ici des applications beaucoup plus fréquentes que chez l'homme. — Il va sans dire qu'on devra au
préalable repousser le calcul dans la vessie. Cette dernière
manœuvre est d'ailleurs d'une exécution facile dans la majorité des cas. En effet, non-seulement le canal est court et
très-dilatable; mais encore on ne rencontre pas ici, comme
chez l'homme, des obstacles liés à la présence de la prostate,
tenant à l'inflammabilité de cet organe et à l'arrêt mécanique qu'elle oppose au rebroussement des calculs. — Civiale paraît l'avoir appliquée avec succès, et nous la préférons
pour notre part à une opération sanglante, contre les conséquences ultérieures de laquelle on n'est jamais assuré.

Calculs au voisinage du canal chez la femme.

L'espèce d'isolement dans lequel le vagin place le canal de l'urèthre rend compte de la rareté des calculs circonvoisins chez la femme. — On trouve cependant dans les auteurs un certain nombre d'exemples de calculs formés soit dans des trajets fistuleux allant s'ouvrir au loin, soit dans des fistules uréthro-vaginales, soit enfin dans le vagin lui-même sous l'influence des lésions précédentes.

Le docteur Ford raconte avoir donné ses soins à une femme de 25 ans, affectée d'incontinence d'urine, qui rendait aussi de l'urine par une fistule située au milieu de la fesse, et que les souffrances avaient réduite à un état d'épuisement complet. En la sondant, Ford reconnut la présence d'un corps étranger dans la vessie; mais il découvrit aussi que le trajet fistuleux en renfermait un autre. Tous ses efforts pour extraire ce dernier n'ayant abouti qu'à en chasser une partie au dehors, et à le convaincre que c'était le bout mousse d'une sonde d'argent; il prit le parti de dilater l'urèthre, et parvint ainsi, avec beaucoup de peine, à extraire cette sonde, qui était couverte d'une incrustation. Plusieurs petits calculs furent en même temps retirés de la vessie. (*Med. facts and observ.*, t. I, p. 96, pl. I, fig. 1.)

M. Lecieux raconte dans les *Bulletins de la Société médicale d'émulation* (1822), comment il a extrait par une fistule vésico-vaginale douze pierres de diverses grosseurs, ayant chacune pour noyau quelqu'un des os d'un fœtus qui, cinq ans auparavant, avaient dû passer dans la vessie par suite d'une chute faite au cinquième mois de la grossesse. Mais il s'agit là, sans doute, de pierres plutôt vésicales qu'uréthrales.

Les pierres développées dans le vagin, sous l'influence d'une lésion du canal, sont moins rares. C'est ainsi que le Dr Roberts a vu une dame âgée de 56 ans, qui éprouvait depuis six ans des symptômes de dysurie. Au bout de deux ans, les urines ne coulaient plus par les voies naturelles, mais sortaient involontairement et librement par le vagin. Après quatre années de cette incommodité, un corps dur se présenta à l'orifice du vagin, déterminant dans ce point les plus vives douleurs. Durant la nuit, il se dégagea et la malade se trouva instantanément soulagée. Le calcul avait la forme d'un œuf, pesait 2 onces 6 drachmes et présentait 6 pouces 1/4 anglais dans sa plus grande circonférence, 6 pouces dans la plus petite. Le cathéter ne pouvait pénétrer qu'à la distance d'un pouce. (London, *Med. Gaz.*, 1840.) Civiale rapporte dans son *Traité de l'affection calculeuse*, (p. 319) une observation de pierre vaginale consécutive à la déchirure de la cloison uréthro-vaginale. L'extraction présenta les plus grandes difficultés; cependant la malade guérit. Enfin, Fabrice, de Hilden, a observé un calcul du vagin consécutif à une fistule uréthrale.

D'une façon générale, les pierres vaginales sont loin d'être rares; mais la plupart se rapportent à des fistules vésico-vaginales, et à ce titre cessent de rentrer dans notre sujet.

L'ablation de ces pierres offrira dans la plupart des cas peu de difficultés. Cependant Civiale, dans une circonstance, dut recourir à la dilatation du vagin, puis à l'incision de la cloison vaginale pour retirer un calcul qui se prolongeait dans la vessie. On comprend qu'avec le petit nombre de faits que nous possédons, il soit impossible de poser à cet égard des lois générales. Dans le cas particulier, le chirurgien devra s'inspirer des circonstances du fait et baser sa conduite sur la disposition anatomique des parties et sur les indications que son expérience lui aura suggérées.

Composition chimique des calculs uréthraux.

Nous n'avous parlé jusqu'ici que d'une façon incidente de la composition des calculs développés dans les voies urinaires et hors d'elles. C'est un fait généralement admis que ces calculs sont constitués par des pho-phates de chaux, d'ammoniaque ou de magnésie, seuls ou combinés à d'autres sels. C'est là, en effet, une expression applicable à un grand nombre de faits, mais qui cependant ne saurait être généralisée. D'après nos recherches, la moitié seulement de ces calculs renferme des phosphates. Le reste se compose d'oxalates ou d'urates de chaux et d'ammoniaque. Le carbonate de chaux entre fréquemment comme partie accessoire dans leur composition. Le noyau est dans la majorité des cas formé par l'acide urique.

APPENDICE

Calculs du prépuce.

Sous l'influence du phimosis, on voit se développer quelquefois, entre le gland et le prépuce, des concrétions calculeuses, offrant la plus grande analogie avec les calculs urinaires, à l'étude desquels elles se rattachent de la façon la plus intime.

Ces calculs, que l'on rencontre plus fréquemment dans l'enfance qu'à toute autre époque de la vie, reconnaissent deux modes de formation distincts. Tantôt ils viennent des voies urinaires supérieures et sont constitués par des graviers qui, après avoir franchi le méat, ne peuvent s'engager dans l'ouverture rétrécie du prépuce. Tantôt ils se forment et s'accroissent dans la cavité préputiale elle-même, par la décomposition de l'urine et la précipitation de ses sels calcaires autour d'une trame organique fournie par les glandes sébacées.

Le premier mode de formation est d'une simplicité extrême. Dans le phimosis, l'ouverture préputiale se réduit quelquefois à un orifice pouvant admettre à peine la tête d'une épingle. On conçoit donc qu'un gravier qui a dépassé le méat puisse être retenu derrière l'ouverture plus étroite du prépuce, y séjourner d'une façon indéfinie, et s'y accroître de tous les éléments que l'urine viendra lui apporter à chaque miction. Scheiner de Fulda expliquait de cette manière l'existence de tous les calculs du prépuce. Aussi dogmatiques que lui, sont venus plus tard d'autres auteurs, qui ont nié d'une façon absolue cette origine, et ont attribué dans tous les cas leur production à des formations autochtones. Comme cela arrive trop souvent en science, chacun n'a voulu voir qu'un des côtés de la vérité. Il est aujourd'hui avéré que ces calculs peuvent venir de l'urèthre ou de la vessie. Samuel Rhind a publié en 1855, dans *The Med. Times and Gazette*, l'observation suivante, dans laquelle il admet cette origine.

Un homme, disait-il, m'a consulté il y a peu de temps sur un phimosis congénital qui lui causait beaucoup d'ennui. Il était atteint depuis longtemps de la gravelle; son teint foncé ainsi que toute son apparence générale indiquaient évidemment l'existence de la diathèse urique. L'orifice du prépuce était très-étroit et permettait à peine l'introduction d'une grosse tête d'épingle. Je pouvais facilement sentir un corps dur, libre entre le gland et le prépuce; et en introduisant un petit stylet j'obtenais un son clair qui indiquait bien que c'était une pierre. Je fis l'opération du phimosis et j'enlevai le corps étranger, qui offrait un beau spécimen d'acide oxalique. Il était très-foncé, dur, recouvert de granulations, de forme ovale, et il avait à peu près le volume d'un haricot.

Le malade guérit parfaitement. Il ne put me dire combien de temps le calcul était resté dans cette position, mais il croyait qu'il y était resté un assez long temps. — (Communiquée par notre excellent ami Herbert, interne des hôpitaux.)

Dans la majorité des cas, cependant, les calculs du prépuce se forment dans la cavité même de cette membrane. Un des effets les plus constants du phimosis est de ralentir l'expulsion de l'urine, en emmagasinant momentanément ce liquide entre le gland et le prépuce. Ainsi, l'on voit à chaque miction l'extrémité inférieure du pénis se distendre et l'urine ne s'écouler que goutte à goutte. Si donc le malade n'a pas soin de presser l'espèce de poche formée par le prépuce distendu, une certaine quantité d'urine y séjournera en permanence et y subira promptement toutes les transformations propres à ce liquide, lorsqu'il vient à stagner dans un point quelconque de l'économie. La précipitation des sels calcaires est encore ici singulièrement favorisée par la présence de la matière sébacée qui s'est accumulée entre le gland et le prépuce. Aussi n'est-il pas rare de rencontrer à la partie centrale de ces calculs une matière blanchâtre, de nature ammoniacale, rappelant par la plupart de ses caractères la substance sébacée.

Comme exemple de ce mode de formation, nous citerons l'observation suivante, qui nous a été communiquée par notre excellent collègue M. Nepveu.

M. Römer a raconté, dans *Œster medic. Jahrb.*, Bd XVIII, st. 2, l'histoire d'un petit garçon de deux ans, qui était né avec un prépuce tellement rétréci, que l'urine pouvait s'en échapper seulement goutte à goutte par un orifice gros comme une tête d'épingle. Entre le prépuce et le gland s'était formée une grosse tumeur, dans laquelle on trouva, après l'opération, cinquante et une pierres, variant de la grosseur d'une lentille à celle d'un haricot. Ces pierres, lisses, blanches, anguleuses, pesaient 185 grains. Les recherches chimiques y ont démontre la présence de l'acide urique.

Une troisième hypothèse a été émise sur le développement de ces produits. Les comparant aux concrétions des glandes salivaires, de la muqueuse nasale et des glandes prostatiques, Albers les considérait comme une production propre de la muqueuse. Théoriquement, la chose n'est pas impossible, puisque l'on a observé de ces sortes de concrétions sur la plupart des muqueuses. Mais l'analyse, en démontrant toujours jusqu'ici dans les calculs du prépuce la présence de quelques-uns des éléments de l'urine, les a rattachés de plus en plus au groupe des produits urinaires.

Cela posé, nous allons étudier successivement les principales propriétés physiques et chimiques de ces calculs ; puis nous verrons les accidents auxquels ils donnent lieu, les signes au moyen desquels nous pourrons les reconnaître, et enfin le mode de traitement qui leur est applicable.

Le nombre de ces calculs offre de grandes variétés. Le plus souvent uniques, on les trouve parfois en quantité assez considérable. Brodie en a rencontré 60, dont un seul avait un demi-pouce dans un sens, et cinq huitièmes de pouce dans l'autre. — *The London med repository* (t. V, p. 341) renferme un cas où l'on en a compté jusqu'à 106. — Enfin, dans une observation que l'on trouvera plus loin, Littre raconte qu'après l'opération du phimosis il en sortit un nombre presque incroyable.

Leur volume est aussi soumis à de grandes différences. Ainsi Deschamps rapporte qu'il a retiré chez un enfant de sept ans plusieurs pierres grosses comme des grains de millet et de chènevis (t. IV, obs. 332). Römer en a enlevé 51, variant de la grosseur d'une lentille à celle d'un haricot. Enfin J. L. Petit en a décrit une dont le volume égalait celui d'une prune.

Le poids subit naturellement des modifications correspondantes. Noël, qui pratiquait la lithotritie à l'Hôtel-Dieu d'Orléans, sur la fin du dix-septième siècle, a observé une pierre d'une once. Sabatier en cite une ovoïde, pesant trois onces et cinquante-quatre grains, qui avait 2 pouces cinq lignes de long et 5 pouces 6 lignes et demie de circonférence.

Enfin, le calcul uréthro-préputial observé par **Duméril** pesait 225 grammes.

Leur conformation extérieure n'a rien de fixe ni d'absolu. La plupart sont arrondis ou ovalaires. Lorsqu'ils sont multiples, ils présentent des facettes plus ou moins régulières, par lesquelles ils se superposent assez exactement. Dans leur développement, ils peuvent se mouler sur les parties voisines, et en reproduire plus ou moins fidèlement l'empreinte. Dans un cas publié par Deschamps, le calcul formait autour du gland un anneau complet. Morand possédait une pierre ovoïde, longue d'un pouce et demi, sur trois pouces neuf lignes de circonférence à sa partie la plus large, qui était creusée d'une fossette correspondant à la forme du gland. (Civiale, *Traité de l'affection calculeuse.*) Cette disposition est encore plus nette dans l'observation suivante de Noël, à laquelle nous faisions appel quelques lignes plus haut.

En 1632 on présenta à Noël un enfant âgé de cinq ans, dont la verge était d'un volume considérable. Noël ayant fait l'incision sur le prépuce, il sortit une pierre de la pesanteur d'une once. Elle avait un creux ou une fosse qui servait à loger la tête de la verge, sans néanmoins que cet enfoncement se terminât en conduit pour le passage de l'urine, qui était obligée, étant sortie du canal, de revenir sur le gland entre lui et la pierre, et ensuite entre elle et le prépuce, pour sortir par la petite ouverture de cette enveloppe. Le corps, de mou qu'il était dans son origine, avait acquis une grande solidité.

Dans certains cas plus rares, les calculs du prépuce envoient dans l'urèthre des prolongements étendus. Au commencement de cet ouvrage nous avons déjà cité deux faits observés l'un par Duméril, l'autre par Deneux. Il en était de même dans le cas suivant, où l'on a considéré à tort comme simplement préputial un calcul de cinq pouces de long.

Fide prope majus est, quod narratur a Johanne Morton de puero semestri qui cum vesicæ calculis doloribus jam constrictus erat ; hic, postquam aliquoties fabulorum coagulum excrevisset, tandem majusculum corpus, per urethram prostrusum, a preputio impeditum et detentum fuit ; et cùm illud inflammaretur et ab urinæ acredine magis constringeretur quam ut exitus daretur calculo, per biennium ibi hæsit, et à primâ pollicis magnitudine, ab affluente cum lotio et accrescente materiâ, ad quinque pollicum molem auctus est, quam cùm puer diutius ferre non posset, præputium cultro discidit, atque ita calculus in tria frusta distractus excidit ; quod *noster* ab illis accepit de quorum fide dubitare nequit, et puer qui nunc ad justam ætatem pertigit, vivit integer. (*Acta eruditorum*. Lips., 1713, p. 442.)

Ces calculs présentent le plus souvent des couches concentriques. Ainsi, M. Boutigny, pharmacien à Evreux, a nettement constaté cette disposition que nous retrouverons encore plus loin dans d'autres faits. (*Journal de Chimie médicale*, 1833, p. 346.)

Leur composition chimique varie moins que celle des calculs que l'on rencontre dans les autres parties de l'appareil urinaire. Le plus souvent, ils sont formés de phosphate ammoniaco-magnésien. Dans le cas de Boutigny, ils contenaient en outre de l'urate d'ammoniaque. Dans le fait rapporté par Samuel Rhind, le calcul renfermait de l'acide oxalique. Enfin, Wurzer en a trouvé composés, pour la plupart, de mucus endurci (Kastner, *Arch.*, t. VII, p. 296). Leur consistance est généralement molle, surtout lorsqu'ils sont encore peu volumineux.

Leur odeur âcre et nauséabonde disparaît par la dessiccation et se reproduit lorsqu'on les plonge de nouveau dans l'eau.

Les lésions anatomiques se réduisent souvent à une simple inflammation de la muqueuse, avec allongement du prépuce. Lorsque la masse calculeuse est considérable, elle peut entraîner l'atrophie du gland. On a encore noté, dans le cours de cette maladie, un épaississement du prépuce pouvant aller jusqu'à près d'un centimètre. On rencontre quelquefois ces calculs fort adhérents aux parties voisines et rappelant l'espèce d'enchatonnement que nous avons observé dans certains calculs de l'urèthre. Mais c'est là une disposition exceptionnelle.

Les symptômes sont dans une grande mesure subordonnés au volume et au nombre des calculs.

Un des symptômes les plus constants est une déformation de la région, qui se traduit tantôt par une simple rodosité, tantôt par un renflement très-marqué au niveau du corps étranger. C'est ainsi que Gibier a publié un cas où le prépuce avait acquis le volume d'une pomme de reinette. Dans le cas de M. Demeaux, il atteignait le volume d'un œuf de poule. Il n'est pas rare d'observer des troubles du côté de la miction ; c'est ainsi que certains malades souffrent en urinant. Chez d'autres, le jet de l'urine est irrégulier, contourné en tire-bouchon, presque sans force. Chez quelques autres enfin on a noté une rétention d'urine complète. J. L. Petit a rapporté l'observation d'un enfant chez lequel un calcul de la grosseur d'un grain d'avoine engagé par son petit bout interceptait le passage de l'urine. N'ayant pu le retirer directement, il pratiqua l'opération du phimosis et l'enfant put uriner avec facilité. (Page 690.)

Le même auteur a publié l'observation suivante, où l'on rencontre également des troubles fonctionnels assez notables.

Un enfant de six ans avait, dès sa naissance, le prépuce si étroit qu'il urinait toujours avec douleur : pendant trois ans il n'eut que cette seule incommodité, et quoiqu'elle lui causât beaucoup de douleur, il s'y était pour ainsi dire habitué, et ses père et mère ne s'en effrayaient point. Au commencement de sa quatrième année, la difficulté d'exprimer les dernières gouttes d'urine fut si vive et accompagnée de si grandes douleurs, qu'il n'osait plus comprimer son prépuce pour la faire sortir, de manière que le restant sortait goutte à goutte le long des cuisses. Dans ce temps-là on s'aperçut qu'il y avait une pierre dans la cavité du prépuce; on la poussait d'un côté et d'autre sans causer aucune douleur; mais elle augmenta peu à peu, de sorte que, étant grosse comme une prune, on ne pouvait plus la changer de place; celle qu'elle garda toujours depuis fut le bas du gland, du côté du filet, où elle augmenta au point d'intercepter de temps en temps le cours de l'urine. Enfin la difficulté d'uriner devint si grande dans la sixième année, que l'on eut recours à moi. Je fis l'opération convenable, et il fut parfaitement guéri.

Les érections sont souvent douloureuses. Deschamps l'a signalé chez un magistrat âgé de 64 ans, dont nous publions l'observation plus loin.

La balano-posthite est également un accident fréquent. Nous en avons un bel exemple dans l'observation suivante, intéressante d'ailleurs à beaucoup d'autres titres, et qui a été publiée en 1840, par M. Demeaux, dans les *Bulletins de la Société anatomique.*

Le 20 janvier, 1840, est entré à l'hôpital de la Charité, dans le service de M. Velpeau, le nommé M..., serrurier, âgé de vingt-deux ans, jeune homme d'une taille moyenne et doué d'une constitution athlétique; il n'a jamais eu de maladie grave d'aucune espèce; il raconte que dans son enfance il a eu de la difficulté pour rendre ses urines; il avait le bout de la verge très-long; chaque fois qu'il voulait uriner il se formait une boule qui disparaissait immédiatement; mais le jet de l'urine était irrégulier, contourné en tire-bouchon et presque sans force, à tel point que le liquide tombait presque par son propre poids. Vers l'âge de dix-huit ans, les organes génito-urinaires ont pris un développement assez considérable. Jusque-là l'émission de l'urine devenait de plus en plus difficile, mais il n'éprouvait aucune douleur dans l'intervalle. Lorsque les désirs vénériens se furent développés chez lui, il avait fréquemment la nuit des érections très-douloureuses, et même des émissions de sperme ; néanmoins il n'a jamais vu de femme, sachant qu'il n'était pas conformé comme les autres. Il semble même qu'il ne se soit jamais livré à la masturbation ; quoi qu'il en soit, à partir du moment où il eut des érections fréquentes et des pollutions nocturnes, il fut atteint d'un écoulement continuel par l'ouverture du prépuce d'un liquide lactescent, qui tachait son linge comme le liquide gonorrhéique ; enfin, comme l'émission des urines devenait de plus en plus difficile, que l'extrémité de la verge devenait de plus en plus volumineuse et qu'il éprouvait pendant les érections des douleurs très-vives, le malade se décida à entrer à l'hôpital, où nous l'avons vu dans l'état suivant :

Les organes génitaux sont très-développés ; les deux testicules ont le volume ordinaire, mais le pénis a des dimensions plus considérables qu'à l'état normal ; peu volumineux à sa racine, il se termine par un renflement qui a le volume d'un œuf de poule. A la partie supérieure on voit un petit pertuis qui peut à peine admettre la pointe d'un stylet ; mais il est facile de reconnaître que le prépuce est distendu et que sa cavité est remplie par le produit qui constitue la tumeur ; un liquide lactescent coule continuellement par l'ouverture. Le malade raconte que depuis quelques mois l'émission de l'urine est devenue douloureuse ; une cuisson assez vive se faisait sentir sur toute l'étendue du canal ; quelquefois aussi le liquide distendait encore davantage le bout de la verge ; il était obligé de porter une épingle dans l'ouverture pour refouler les corps étrangers qui, placés au-devant d'elle, empêchaient le liquide de s'échapper.

En pressant légèrement la tumeur, il était facile de constater une crépitation particulière qui indiquait d'une manière positive l'existence de graviers dans la cavité du prépuce ; en comprimant en divers sens, on faisait glisser ces corps les uns sur les autres; du reste, le stylet porté par l'ouverture confirmait cette première opinion. Le diagnostic était donc bien établi et l'indication bien précise. Le prépuce était rempli de calculs, il fallait les extraire en faisant l'opération du phimosis; le malade ne présentait aucun des signes rationnels du calcul vésical.

Le 28 janvier l'opération fut pratiquée de la manière suivante : une sonde cannelée fut introduite dans le prépuce et dirigée en bas, sur les côtés du frein; quand la pointe vint faire saillie sous la peau, un bistouri long et étroit fut glissé dans la cannelure, et d'un coup, en ramenant le bistouri par le procédé ordinaire, la paroi inférieure du renflement a été coupée. Il s'est échappé immédiatement un certain nombre de calculs. Mais quand les plus volumineux ont été extraits, il en restait encore un certain nombre dans la rainure du gland, dont l'extraction a été difficile; il a même fallu débrider en plusieurs endroits.

L'opération étant terminée, nous avons examiné l'état des organes. Le gland avait presque entièrement disparu sous la pression des calculs; il était complétement déformé. Le prépuce était épaissi et comme lardacé; il présentait à sa racine au moins un centimètre d'épaisseur; aussi M. Velpeau s'est-il demandé s'il ne valait pas mieux l'enlever immédiatement. Il a mieux aimé néanmoins le conserver, espérant qu'il diminuerait de volume. Pansement simple.

Les calculs étaient au nombre de trente-huit, pesant quinze grammes. Dans le nombre il s'en trouvait de très-petits, mais un seul pesait quatre grammes; leur surface était très-polie, leur forme assez régulière; ils présentaient presque tous la forme de pyramides à quatre faces; les arêtes étaient arrondies; cette forme permettait une superposition très-exacte. Pour les caractères extérieurs, ces calculs avaient beaucoup d'analogie avec ceux qu'on trouve dans la vésicule du fiel; mais la composition était celle des calculs urinaires. Le centre était formé par une matière blanchâtre, peu consistante et très-friable; autour de cette substance était une couche assez mince d'acide citrique (?); mais la masse principale était formée de phosphate ammoniaco-magnésien.

L'opération a eu du reste un bon résultat : la cicatrisation s'est opérée, et, par une pression méthodique, le prépuce a été ramené à son état presque normal ; le gland est toujours resté difforme. Un cathétérisme explorateur a été pratiqué dans le but de s'assurer s'il n'existait pas aussi des calculs dans la vessie ; cet organe était parfaitement libre. Le malade a pu quitter l'hôpital deux mois et demi après son entrée. (Pour l'étude de ces calculs, consulter Brugnatelli, Gaspar, Fénada, Walther et Kohler.)

La lecture de cette observation vient encore de nous révéler un nouveau signe dont nous n'avions point parlé jusqu'ici, c'est la crépitation dans le cas de calculs multiples. On retrouve ce même signe noté dans l'observation suivante, publiée par Gibier, dans l'ancien journal de Vandermonde :

Un jeune garçon, âgé d'environ douze ans, se trouva incommodé d'une grosseur à l'extrémité de la verge, que l'on crut d'abord être une inflammation qui pourrait se terminer par une suppuration, sur laquelle on mit des émollients et fomentations pendant longtemps et fort inutilement, car la tumeur grossissait sensiblement et avait acquis le volume d'une pomme de reinette, ce qui empêchait le libre cours de l'urine, qui ne sortait qu'avec peine. Ayant bien examiné la tumeur, en la touchant on entendait une crépitation, ce qui détermina à faire une incision au prépuce, après laquelle il sortit sept pierres, qui étaient entre le gland et le prépuce, de la grosseur de petits dés à jouer, de figure irrégulière, fort blanches et très-polies, qui s'étaient formées en cet endroit. Depuis ce temps le malade s'est toujours bien porté. (*Journal de médecine*, t. IX, p. 65.)

Le diagnostic s'établit surtout sur les signes fournis par l'exploration directe et par le toucher à l'aide du stylet. La palpation révèle la présence sous le prépuce d'une masse dure, le plus souvent mobile, parfois crépitante, et peu ou point douloureuse à la pression. Un stylet introduit par l'ouverture du prépuce permet de toucher directement le calcul, et donne à la main une sensation qui ne peut laisser aucun doute sur la nature pierreuse du corps étranger.

D'une façon générale, ce diagnostic offre peu de difficulté. Cependant, lorsque le calcul est peu volumineux, il peut passer inaperçu. D'autre part, il est une affection avec laquelle il existe des ressemblances et qui pourrait très-bien en imposer; nous voulons parler de l'amas de matières sébacées endurcies sous le prépuce. Mais, comme ces deux affections exigent absolument le même traitement, une erreur de ce genre n'aurait pas de conséquences autrement graves. Pendant notre internat, nous avons observé, dans le service de M. Demarquay, un jeune prêtre atteint d'un phimosis congénital, sous le prépuce duquel la matière sébacée s'était ainsi accumulée en très-grande quantité, avait durci et simulait assez bien une concrétion calculeuse véritable.

Deschamps rapporte un fait qui présente avec le nôtre une assez grande analogie :

Il y a plusieurs années, dit-il, je fus consulté par un maître des requêtes à l'occasion d'un engorgement inflammatoire du prépuce. Le malade avait toujours eu beaucoup de peine à découvrir entièrement le gland. Je passai un stylet par l'ouverture du prépuce, et reconnus un amas de matières desséchées et endurcies, si copieux que le gland en était presque tout à fait couvert. L'état inflammatoire où était le prépuce ne permit de faire aucune tentative; les bains, les cataplasmes émollients furent employés avec succès pour calmer l'inflammation; les injections, tantôt émollientes, tantôt huileuses, furent faites de deux en deux heures. Les accidents se calmèrent, et à l'aide d'une curette je tirai une quantité de ces corps endurcis, qui exhalaient une odeur des plus désagréables : les injections répétées emportèrent enfin tous les corps étrangers. (Obs. 334.)

Une erreur plus difficile à commettre, c'est de confondre cette maladie avec le cancer du gland. Cependant Samuel Rhind raconte que, dans un hôpital de Londres, on était sur le point de pratiquer l'opération pour un cancer supposé du gland, quand un des assistants ayant proposé de fendre préalablement le prépuce, on s'aperçut que ce que l'on prenait pour un cancer n'était qu'une sécrétion indurée. (*The med. Times and Gazette*, 1855.)

TRAITEMENT.

Le traitement consiste à extraire les calculs, soit à l'aide de la curette, soit en pratiquant au préalable l'opération du phimosis. Dans la majorité des cas, le chirurgien devra préférer cette dernière pratique, qui, outre l'avantage d'ouvrir aux calculs une large voie, offre celui de guérir la maladie principale.

Cette opération s'exécute en portant l'extrémité d'un bistouri étroit, très-tranchant, muni à sa pointe d'une boule de cire, jusqu'à la limite du gland et du prépuce. A ce moment, le chirurgien, qui a eu soin de tirer sur les téguments, abaisse le manche de l'instrument si l'incision doit porter sur la partie supérieure, traverse les tissus, et, ramenant la lame du bistouri d'arrière en avant, fend le prépuce dans toute sa longueur. L'incision a été pratiquée en haut, en bas et sur les côtés. Mais on préfère aujourd'hui la faire porter sur la paroi inférieure. Souvent l'ouverture du prépuce est trop étroite pour permettre le passage du bistouri. Dans ce cas, on fait sur elle un débridement préalable, en s'aidant d'un petit stylet qui sert à isoler le prépuce du gland.

Deschamps conseillait de se servir d'une sonde cannelée

pour diriger l'instrument. Le chirurgien restera juge de la méthode selon le cas particulier.

Quelques chirurgiens ont dans ces cas pratiqué la circoncision. C'est ainsi que Littre, mandé pour un enfant qui faisait nuit et jour de violents efforts pour uriner, fit une incision par le côté, puis retrancha la partie qui excédait l'extrémité du gland. D'une grande cavité que le prépuce formait, il sortit un peu d'urine et un nombre presque incroyable de petites pierres à peu près rondes. (*Mém. de l'Acad. des sciences.*) — Deschamps s'est élevé avec force contre cette amputation, qu'il considère comme allongeant inutilement la cure. « Ceux qui ont donné un pareil précepte, dit-il, n'ont vu que le moment de l'opération où l'on observe, en effet, qu'après l'incision, le prépuce est pendant et a une longueur démesurée. Mais ils n'ont pas fait attention que le cas qui a déterminé un allongement ne subsistant plus, la peau reviendrait sur elle-même. » Nous avons vu précédemment M. Velpeau se ranger à cette opinion, et nous sommes pour notre part pleinement disposé à l'accepter comme base de conduite pour le chirurgien.

Une fois le prépuce incisé, les calculs tombent le plus souvent d'eux-mêmes, et un simple filet d'eau versé sur le gland suffit à les entraîner. Cependant leur extraction a présenté quelquefois des difficultés. Certains calculs sont enchatonnés et exigent des débridements multiples. — Dans l'observation suivante, Deschamps dut même briser avec des pinces la pierre qui formait autour du gland un anneau presque complet.

Depuis du temps, un magistrat, âgé de soixante-quatre ans, éprouvait une douleur sourde à l'extrémité de la verge. Une circonstance particulière réveilla chez lui un sentiment assoupi depuis bien du temps. Dans un moment d'érection il sentit une vive douleur à la couronne du gland et dans une partie de l'étendue de la verge. Peu après il survint à cet endroit une dureté dont jusqu'alors il ne s'était point douté. Le gland acquit un peu plus de volume sans une tuméfaction bien considérable : l'ouverture du prépuce avait toujours été suffisante pour l'écoulement des urines, qui cependant coulaient un peu lentement. Le malade resta près d'une année dans cet état sans rien dire. Il en parla enfin à un de ses.amis, qui lui conseilla de me consulter.

J'observai en effet que le gland avait un peu plus de volume qu'il ne devait en avoir, proportionnellement à celui de la verge. L'ouverture du prépuce ayant permis l'entrée d'une sonde cannelée ordinaire, je touchai vers la couronne du gland un corps dur qui l'embrassait dans toute sa circonférence ; j'incisai le prépuce supérieurement, et, le gland mis à découvert, je vis un cercle pierreux placé derrière la couronne et qui imitait parfaitement un croissant dont les extrémités touchaient le frein qu'elles serraient. Je tâchai inutilement, à différentes reprises, de dégager de ce cercle le gland qui, en le débordant, formait un obstacle invincible. Je vis que je n'avais d'autre parti à prendre que de casser le corps étranger ; en conséquence, j'essayai, mais en vain, de passer de chaque côté un fil en quatre entre le gland et la pierre, dans le dessein de la casser. Je quittai un instant le malade pour aller chercher des pinces, lui recommandant de tenir élevée en haut la peau de la verge, en attendant mon retour.

Je revins promptement, muni de deux pinces d'horloger et d'un petit étau à main, au cas que je ne pusse saisir la pierre avec les pinces : la verge maintenue en l'air, je saisis avec assez de peine la pierre de chaque côté. Après m'être échappée à plusieurs reprises, je l'assujettis ferme d'un côté et d'autre avec la pince ; en faisant un mouvement latéral je la brisai en plusieurs morceaux et j'en dégageai la partie.

Si ce moyen ne m'avait pas réussi, j'aurais placé l'étau sur les parties latérales de la pierre, au risque d'endommager le frein, qui paraissait serré entre les cornes du croissant, exactement moulé sur la partie. Son épaisseur, dans son milieu, égalait une plume à écrire, et diminuait par degrés, pour se

terminer en pointe. Il ne survint aucun accident, et le malade
a guéri en peu temps. (Obs. 333.)

Les soins consécutifs sont assez simples. Après avoir
nettoyé la cavité du prépuce, on placera de la charpie sèche
entre les lèvres de la division, puis on recouvrira la partie
d'une ou deux compresses en croix, fenêtrées dans le centre, enfin on soutiendra le tout par quelques tours de bande.
Le pansement sera renouvelé chaque jour jusqu'à parfaite
guérison. Une excellente précaution consiste à maintenir la
verge couchée sur le ventre et assujettie dans cette position.
La résolution s'obtiendra d'une façon beaucoup plus rapide
et plus sûre.

Dans le cours de nos recherches, nous avions réuni un
assez grand nombre d'observations intéressantes de calculs
de l'urèthre chez les animaux, qui eussent donné lieu à
beaucoup de rapprochements curieux. Mais les limites que
nous avons imposées à cet ouvrage nous font un devoir de
nous arrêter ici, et de remettre à une autre époque ce chapitre de pathologie comparée.

TABLE DES MATIÈRES

Paris. — Typ. Piller fils aîné, 5, rue des Grands-Augustins.